Abnehmen durch Annehmen

ANDREAS WINTER

KEINE DIÄT. KEIN ZWANG. KEIN VERZICHT.

Abnehmen durch Annehmen

Unbewusste Gefühle verstehen – körperlichen Ballast loswerden

mankau

Impressum

Bibliografische Information der Deutschen Nationalbibliothek
Die Deutsche Nationalbibliothek verzeichnet diese Publikation in der Deutschen Nationalbibliografie; detaillierte bibliografische Daten sind im Internet über http: //dnb.d-nb.de abrufbar.

Andreas Winter
Abnehmen durch Annehmen
Unbewusste Gefühle verstehen –
körperlichen Ballast loswerden
ISBN 978-3-86374-794-7
1. Auflage Februar 2026

Mankau Verlag GmbH
Pfarrgasse 1
D-82497 Unterammergau
kontakt@mankau-verlag.de
Im Netz: www.mankau-verlag.de
Soziale Netzwerke: www.mankau-verlag.de/forum

Autorenkontakt:
Andreas Winter, www.andreaswinter.de,
info@andreaswinter.de, Tel. +49 (0) 23 71/9 23 35 20

Lektorat: Redaktionsbüro Julia Feldbaum, Augsburg
Endkorrektorat: Susanne Langer-Joffroy M. A., Germering
Cover/Umschlaggestaltung: Andrea Janas, München,
www.andreajanas.com
Innenteil/Layout und Satz: Lydia Kühn, Aix-en-Provence, Frankreich

FSC
www.fsc.org
MIX
Papier | Fördert gute Waldnutzung
FSC® C110508

Westermann Druck Zwickau GmbH, Zwickau/Sachsen

Inhalt

Teil II: Die Zehn-Tage-Abnehm-Offensive

Teil III: Nachhaltig frei werden

Einleitung: Warum dieses Buch anders ist

Seit der Veröffentlichung meines Bestsellers *Abnehmen ist leichter als Zunehmen* im Jahr 2007 haben mir Tausende Menschen geschrieben. Sie erzählten, wie sie ihr Gewicht verloren haben – ganz ohne Diät, ohne Sport, ohne Zwang. Der Schlüssel? Das Verständnis ihrer eigenen emotionalen Mechanismen.

Dieses Buch ist die Weiterentwicklung all dessen, was sich in meiner tiefenpsychologischen Arbeit bewährt hat.

Es geht nicht um Kohlenhydrate, Kalorien oder Fettverbrennung. Es geht um Sie. Um Ihre Geschichte. Um das Kind in Ihnen, das vielleicht schon früh gelernt hat: »Wenn ich traurig bin, gibt es etwas zu essen.« Oder auch: »Wenn ich dick bin, lässt man mich in Ruhe.« Dieses Kind lebt weiter, auch wenn Sie heute erwachsen sind. Dieses Buch ist kein Programm für die Bikinifigur, sondern eine Einladung zur Selbstheilung Ihrer Emotionen. Sie lernen, wie ein Kummer-Stress-Übergewicht zu einem Symbol vergangener Verletzungen werden konnte – und wie Sie diese endlich loslassen können. Nicht durch Verzicht, sondern durch Verständnis. Nicht durch Kontrolle, sondern durch Annahme.

Sie finden in diesem Buch Fallgeschichten aus meiner über 30-jährigen Praxiserfahrung, fundierte psychologische Erklärungen, einen humorvollen Blick auf scheinbar ernste Themen – und ein alltagstaugliches Begleitprogramm für zehn Tage, das tiefgreifender wirkt als jede Kalorientabelle.

Abnehmen durch Annehmen heißt: den Kampf beenden. Sich selbst verstehen. Und dem Körper zeigen: Du bist in Sicherheit. Erst dann lernt er loszulassen – auf allen Ebenen.

Das bedeutet nicht automatisch, dass Sie nach Lektüre dieses Buches gertenschlank sein müssen. Je nach Geschlecht, Alter, Körperbau und Abstammung kann es sein, dass Ihr Körperfettanteil in einem Bereich ausbalanciert ist, welcher für jemand anderen überhöht wäre. Der Körperfettanteil hat zudem nach oben hin eine größere Toleranz als nach unten, was nichts anderes heißt als: Zu dünn ist für den Körper schädlicher als zu dick.

Der Einfachheit halber bezeichne ich den erhöhten Körperfettanteil als »Übergewicht«. Korrekterweise reden wir jedoch von einem stressbedingt erhöhten Fettanteil. Es gibt zudem auch noch einen Medikamenten induzierten- und einen erblich bedingt erhöhten Körperfettanteil, aber das sind tatsächlich medizinische Sonderfälle. Gehen Sie lieber beruhigt davon aus, dass dieses Buch wie für Sie gemacht ist.

Es kann sein, dass während des Lesens zwischenzeitlich ein paar alte Emotionen hochkommen. Falls Sie das überfordert, legen Sie das Buch zunächst beiseite, beruhigen Sie sich und blättern dann zum Kasten auf Seite 112. Nehmen Sie einen Zettel und einen Stift, und beantworten Sie sich selbst die gestellten Fragen. Danach geht’s da weiter, wo Sie aufgehört haben.

Hinweis: Dieses Buch bedient sich etwas ungewöhnlicher Sprachmuster. Es ist mal humorvoll, mal ernst. Mal sachlich, mal anschaulich und plakativ. Viele Dinge wiederhole ich von Zeit zu Zeit. Das alles ist ein Mittel, um Sie sowohl rational als auch emotional gründlich zu erreichen. Im Laufe meiner vielen Jahre in der psychologischen Beratung habe ich mir angewöhnt, die Sprache des Unterbewusstseins zu sprechen, um einen möglichst starken Impuls zu erreichen. Schließlich lesen Sie dieses Buch ja wahrscheinlich nicht nur zur Unterhaltung oder aus Wissensdurst, sondern auch, um Ballast abzuwerfen. Ich empfehle, die ersten Kapitel in einem Schwung durchzulesen und erst bei Teil II, dem Zehn-Tage-Programm, Tag für Tag den Rest. Am besten ist es, Sie lesen aktiv, das heißt: Sie nehmen einen Stift und unterstreichen beim Lesen mit verschiedenen Stiftfarben alles, was Ihnen wichtig erscheint. Vielleicht ein Rot für »Oh, das ist für mich neu«, Blau für »Das bestätigt, was ich schon immer geahnt habe!« und eine weitere Farbe für sonstige »Aahs« und »Oohs«, mit denen ich Sie erreicht habe. Je bunter das Buch am Ende ist, desto sicherer können Sie sein, alles aktiv durchgearbeitet zu haben.

Mein Tipp: »Abnehmen durch Annehmen« zum Anhören

Zu diesem Buch gibt es eine ungekürzte, von mir selbst eingesprochene Hörbuch-Version. Ein »Lese-Buch« hat zwar den Vorteil, dass Sie sich für die Texte so viel Zeit lassen können, wie Sie brauchen. Doch in meinem Hörbuch kann ich Ihnen den Inhalt persönlicher, pointierter und eindringlicher vermitteln – eben genau so, wie ich es mir als Autor vorgestellt habe. Probieren Sie es aus, und lassen Sie sich überraschen!

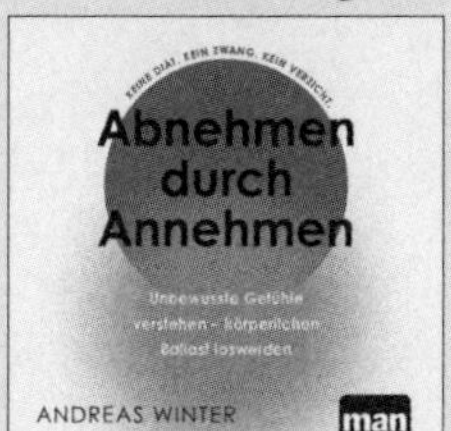

Abnehmen durch Annehmen. Hörbuch
Laufzeit ca. 300 Min., ISBN 978-3-86374-797-8
MP3-CD: UVP 18,00 € (D) | 18,50 € (A)
Download: 12,99 €

Teil I

Die Wahrheit über Ihr Übergewicht

Abnehmen ist leichter als Zunehmen

Es ist leichter, einen Koffer stehen zu lassen, als ihn zu tragen.

Wenn Sie abnehmen möchten, geht das ganz einfach. Man muss wissen, warum man überhaupt zugenommen hat. Die meisten glauben, es läge daran, dass man zu viel gegessen hätte. Doch das ist nicht nur grundsätzlich falsch, denn wohl niemand von uns braucht täglich drei oder mehr Mahlzeiten bei dem geringen Energieverbrauch in der zivilen Welt. Wir essen zwar alle deutlich zu viel, sind aber nicht alle wirklich adipös. Die deutsche Adipositas-Gesellschaft geht davon aus, dass neben der normalen »Moppelfigur« zudem ein krankhaftes Übergewicht existiert, und benennt als Ursachen dafür aber auch nur die üblichen Verdächtigen, die in diesem Buch behandelt werden, wie Sozialstatus, zu wenig Bewegung, Erbfaktoren, Medikamente, Stress und zu viel Essen. Da diese Gründe aber eben nicht zwingend die Ursache sein müssen, weil es sonst keine Ausnahmen von diesem Phänomen gibt (manche Menschen bewegen sich weniger und essen mehr als ein Bewohner der Kalahari, haben übergewichtige Eltern und essen sowieso zu viel, sind aber trotzdem nicht adipös), muss es folglich einen eindeutigen Mechanismus geben, warum ein Mensch zunimmt. Und der ist sicher nicht zu viel Essen. Ich teile also diese Einstellung, dass eine Krankheit der Grund ist, nicht. Eine Krankheit würde außerdem von allein wieder verschwinden, sofern der Organismus dazu in der Lage ist, oder eben zum Tode führen. Das ist bei einem Stresssymptom grundlegend anders. Ein solches kann sich ein Leben lang bis zum Tode halten, wenn man die Ursache dafür nicht abstellt. Nein, es wäre auch zutiefst unlogisch, denn wer etwas »festhält«, hatte offenbar davon *zu wenig* – nicht *zu viel*. Es ist ein *Mangelempfinden*, welches den Körper ein bestimmtes Stresshormon ausschütten lässt, über das wir sprechen werden: Cortisol. Dieses ist in der Lage, Wasser einzulagern und zusammen mit weiteren Hormonen sogar Fettzellen aufzubauen. Genau das ist der Grund, warum man bei einer Diät abnehmen kann, obwohl man dabei isst – man hat beim Essen einer verordneten Speise kein Mangelempfinden, ja manchmal sogar Abscheu, also irgendwie »genug«.

Auch das sogenannte Kalorienverbrennen beim Sport ist leider irreführend, denn es geht nicht um das Verbrennen von Kalorien, sondern um Stressabbau. Ohne Stress kein Fett.

Dass man zugenommen hat, liegt also daran, dass man sich in einem emotionalen Mangelzustand befunden hat, der scheinbar durch Essen ausgeglichen wurde. Hier ist ein unterbewusstes Programm aus der Kindheit am Werk. Denn ein Baby lernt durch Erfahrung, dass es gefüttert wird, wenn es weint. Ein emotionaler Mangel wird scheinbar mit Nahrung ausgeglichen. Dass es aber nicht die Milch, sondern der Schutz und die Zuwendung der Mutter waren, die die beruhigende Wirkung auf das Baby hatten, konnte das Kind aufgrund der Komplexität des Zusammenhanges nicht identifizieren. Also bekommt der entsprechend konditionierte Übergewichtige bei Stress Appetit, isst etwas Wohlschmeckendes, fühlt sich danach besser und ärgert sich kurz darauf, weil er ja abnehmen wollte. Dadurch wird die Speise künstlich emotional verknappt und eingelagert. Man hatte nicht zu viel, sondern zu wenig von dem, *warum* man gegessen hat: Schutz, Sicherheit, Zeit, Ruhe, Liebe – all das, was eine Mutter emotional transportiert, wenn sie ihr Baby füttert.

Ich habe Klienten erlebt, die in einer Woche acht Kilo abgenommen haben. Das ist selten, aber möglich. Joschka Fischer verlor in zehn Monaten 30 Kilo – durch Sport und Joggen – und nahm natürlich wieder zu. Rainer Calmund verlor in der gleichen Zeit ganze 70 Kilo – insgesamt sogar 90 Kilo – nach einer Magenbypass-OP. Ein Gewichtsverlust von zehn Kilo in einer Woche ist also biologisch durchaus denkbar – vor allem zu Beginn, wenn der Stoffwechsel umschaltet. Doch wir wollen es weder übertreiben noch romantisieren.

Rechnen Sie damit, dass sich am Anfang schneller Ergebnisse zeigen – doch was wirklich zählt, ist das nachhaltige Gefühl von Leichtigkeit, nicht die Zahl auf der Waage. Denn: Ihr Körper ist kein Messgerät für Kalorien, sondern ein Ausdruck Ihres inneren Gleichgewichts.

Manche Menschen nehmen mehrere Kilo pro Woche ab. Andere verlieren nur ein Viertel Kilo und spüren trotzdem: »Es tut sich was.« Und wieder andere bauen Muskeln auf, straffen ihre Haut, verbessern ihren Hormonstatus – und der Zeiger der Waage bewegt sich sogar leicht nach oben. Warum? Weil die Waage nicht unterscheidet zwischen Wasser, Fett, Gewebe, Blutvolumen oder Muskelmasse. Tatsächlich habe ich auch Menschen erlebt, die rein von der Gewichtsanzeige her monatelang so gut wie gar keine Veränderung verzeichnen konnten, aber trotzdem von fast jedem gefragt wurden, ob sie abgenommen hätten – das liegt dann oft an einer veränderten Körperfettverteilung, aber vor allem wohl auch an der gestärkten Körperhaltung und dem glücklicheren Gesichtsausdruck.

Also lassen Sie sich nicht täuschen. Lassen Sie sich einfach führen vom Gefühl, nicht vom Gewicht.

Wenn Ihre Kleidung lockerer sitzt, wenn Ihr Atem freier fließt, wenn Ihr Spiegelbild sanfter mit Ihnen spricht – dann sind Sie auf dem richtigen Weg. Das Schöne ist: Von diesem Weg, wenn er einmal wirklich eingeschlagen ist, können Sie nicht mehr abkommen. Reifeschritte durch eine Erkenntnis lassen sich nicht rückgängig machen, das ist der Grund, warum Sie beispielsweise Fahrradfahren oder Schwimmen nicht mehr verlernen können, nachdem Sie verstanden haben, wie es geht. Man kann aus der Übung kommen, wenn man nicht fährt, aber verlernen kann man es nicht.

Und noch etwas: Es spielt keine Rolle, wie alt Sie sind, wie viel Sie essen oder wie oft Sie sich bewegen. Wichtig ist nur, dass Sie sich nicht mehr gegen sich selbst entscheiden.

Vorab: Warum wollen Sie eigentlich abnehmen?

Diese Frage mag banal klingen – aber sie ist entscheidend. Und vielleicht sogar schmerzhaft. Denn die Antwort bringt Veränderung. Und die wollen Sie doch, oder? Jede echte Veränderung braucht nicht nur ein Wie, sondern vor allem ein Warum. Eines, das tiefer reicht als Optik oder Kleidergröße. Also, warum genau wollen Sie abnehmen?

Vielleicht sagen Sie:

- »Damit ich mich wieder wohlfühle.«
- »Damit meine Kleidung wieder passt.«
- »Weil ich gesünder oder attraktiver sein möchte.«

Aber in Wahrheit liegt hinter all diesen Antworten meist nur ein einziger Grund:

☞ *Ich will mich nicht länger gestresst fühlen!*

Nicht der Körper ist das Problem, sondern das Urteil, das über ihn gefällt wird – und die Richter, die sitzen in Ihrem eigenen Kopf! Hier meldet sich die Stimme des schlechten Gewissens, des inneren Kritikers. In der Regel die Ihrer Eltern. Die werden wach, sobald Sie in den Spiegel schauen, auf die Waage steigen, den Kühlschrank öffnen. Die Eltern im Kopf wollen Sie davor schützen, angreifbar zu sein. Daher machen die solch einen Druck, denn eigentlich interessiert sich doch niemand ernsthaft für Ihre Figur, der sich für Sie als Mensch interessiert. Aber die Eltern im Kopf gehen davon aus, dass Sie makellos sein müssen, weil Sie austauschbar sind – was natürlich Quatsch ist, aber so werden die meisten von uns erzogen: »Sei perfekt, dann klappt's auch mit dem Leben«. Dass das nicht stimmt und was Sie davon haben, sehen Sie ja.

Der erhöhte Körperfettanteil ist kein Makel. Er ist ein biologisches Schutzprogramm gegen Mangel, Angst, Scham und Bevormundung. Fett ist keine Krankheit, es ist ein Ausdruck der Vergangenheit.

Abnehmen bedeutet also nicht, gegen sich zu kämpfen – sondern den inneren Stress aufzulösen, der durch Urteile entstanden ist. Genau genommen auch nicht durch das Urteil des Arztes oder der Gesellschaft, sondern durch das, was wir daraus gemacht haben.

Wenn Sie sich also fragen »Warum will ich abnehmen?«, antworten Sie nicht mit »Weil ich muss«. Antworten Sie mit: »Weil ich mich frei und sicher fühlen will. Weil ich ich sein will!« Denn das ist der wahre Grund – und die einzige Motivation, die wirklich trägt. Das Schöne ist: Sobald Sie dieses Ziel erreicht haben: Selbstsicherheit, Souveränität und Unabhängigkeit von fremden Werturteilen, nehmen Sie automatisch ab!

Dieses Buch zielt also darauf ab, dass Sie sich nicht länger angreifbar fühlen und dementsprechend dann irgendwann auch nicht mehr so aussehen, als würden Sie sich vor irgendetwas schützen müssen.

Immer wieder Diät?

Diät heißt nicht »weniger essen«, sondern »anders denken«. Wenn wir das Wort »Diät« hören, geht bei den meisten sofort das mentale Blaulicht an: »Achtung, ab jetzt kein Genuss mehr! Verbotsschilder, Kalorientabellen, Apfel statt Pizza!« Das ist ungefähr so, als würde man beim Begriff »Beziehung« sofort an Scheidung denken oder bei »Sommer« an Sonnenbrand. Falsch programmiert, aber weitverbreitet.

Denn ursprünglich bedeutet das griechische Wort »diaita« einfach nur »Lebensweise« oder »besondere Lebensführung«. Also gar nicht »schlanker werden durch Hungern«, sondern »bewusster leben«.

Sie können mein Programm auch der Einfachheit halber die »Winter-Diät« nennen. Nur mit dem Unterschied, dass ich Ihnen nicht erlauben muss, etwas zu essen, sondern Sie künftig keine Angst mehr vor dem Essen haben – Speisen allerdings auch nicht mehr so wichtig für Sie sein werden. Eine Diät ist – genau genommen – ein Rahmen, den man sich selbst setzt, um den Körper zu unterstützen. Und dabei spielt erstaunlicherweise nicht die Kalorienmenge die Hauptrolle, sondern Ihr Gefühl dabei. Also: Denkst du anders – lebst du anders!

Wenn Sie das Gefühl haben, das Richtige zu tun, dann stimmt das auch!

Was passiert, wenn Sie sich ein Diätprogramm vornehmen und innerlich denken: »Das tut mir gut, ich mache das für mich, ich befreie mich von Ballast«? Ihr Körper entspannt sich. Ihr Nervensystem fährt runter. Der Stresshormon-Pegel sinkt. Die Verdauung funktioniert besser. Der Blutzuckerspiegel bleibt stabiler. Der Fettstoffwechsel arbeitet effizienter. Und: Sie nehmen ab, *weil Sie glauben,* das Richtige zu tun! Aber was passiert, wenn Sie denken: »Ich darf das nicht, ich muss verzichten, ich bin schlecht, wenn ich jetzt schwach werde«?

Sie ahnen es: Das Stresshormon Cortisol geht hoch, der Appetit steigt, das Durchhaltevermögen sinkt – und sofort ist er da: der Jo-Jo-Effekt.

Warum eine Diät funktioniert

Kennen Sie den Satz: »Ich habe schon zehn Kilo verloren – fünf davon mindestens dreimal«? Willkommen im Kreis der chronischen Diät-Wiederholungstäter. Die bittere Wahrheit: Fast jede Diät funktioniert kurzfristig. Warum? Weil sie etwas verändert – und mit dieser Veränderung geht ein Gefühl von Kontrolle, Hoffnung und Neuanfang einher. Das macht uns stark. Motiviert. Wir fühlen uns »richtig«.

Neurobiologisch gesehen

Der Hypothalamus reguliert über Hormone unser Hungergefühl, den Stoffwechsel und die Stressantwort. Wenn das limbische System Alarm schlägt (z.B. durch Schuldgefühle), wirkt das wie eine innere Diät-Sabotage. Denn der Körper will dann *überleben,* nicht *abnehmen.* Festhalten ist also entwicklungsbiologisch gesehen gar nicht so dumm. Es zeigt nur, dass Sie sich vorübergehend in Gefahr befinden und sichern, was Sie für überlebenswichtig halten: Wasser und Kohlenstoff, denn aus etwas anderem besteht Fett nicht.

Tiefenpsychologisch gesehen

Die Entscheidung für eine Diät erzeugt eine neue *innere Ordnung*. Das Gefühl, dass Essen nicht falsch und verboten, sondern gut und erlaubt ist. Das Gewissen ist zufrieden und schweigt. Damit haben Sie das Gefühl, wieder Herr oder Frau im eigenen Körper zu sein. Das allein genügt oft, um Gewicht zu verlieren – ganz gleich, ob man nun Keto, Paleo, Glyx, Low Fat oder die Augenfarben-, Sternzeichen- oder Vollmond-Diät bevorzugt. Aber wehe, dieses Gefühl kippt. Wenn die Überzeugung nicht ausreicht und als Pflicht empfunden wird. Wenn der Aufwand zum Stress wird. Wenn eben nicht die Gefühle ernährt werden, weil diese noch eine offene Wunde darstellen, dann muss das Leckerchen her. Das Unterbewusstsein rebelliert – und fordert Schutz. Meist in Form von Schokolade, Teigwaren oder Snacks, eben alles, was kurzfristig positiv verknüpft ist. Der Grund für den Diätabbruch ist: Sie verzichten mit Disziplin auf das, was Ihnen nach zu viel Disziplin eigentlich gutgetan hätte. Irgendwie bekämpft man Feuer mit Feuer. Deswegen machen wir das hier endlich mal anders. Und dadurch bekommen Sie auch ein anderes Ergebnis.

Richtig ist, was sich richtig anfühlt

Diese Aussage mag provokant klingen – ist aber biologisch plausibel. Ihr Körper reagiert nicht auf objektive Inhalte, sondern auf Ihre Bewertung. In einem anderen Buch von mir mit dem Titel *Tote kriegen keine Pickel* sage ich etwas plakativ: Wir sind nicht unser Körper. Wir beleben ihn. Er wird von sich aus nicht krank. Er ist nur das Vehikel, mit dem wir auf der Straße des Lebens reisen. Es ist meist der Fahrer, der seine Karosse durch die Schlaglöcher fährt und sie damit zerbeult. Dieser Fahrer sind wir selbst mit unseren Emotionen, Wünschen, Ängsten, Bedürfnissen. Dieser Fahrer ist unsere

Seele. Im Grunde sprechen wir bei »Körper« also nicht von dem Haufen toter Atome, sondern, weil ja Leben drinsteckt, vom Organismus.

Wenn Sie einen Salat essen (bei dem jedes Kaninchen ordentlich zunehmen könnte), dabei aber denken: »Das ist gesund, damit tue ich das Richtige für meinen Körper«, programmieren Sie Ihren Körper auf Abnehmen. Wenn Sie nun mit dem gleichen Gefühl ein Stück Schokolade essen, weil Sie die Schokoladen-Diät (die gibt es wirklich!) ausprobieren, geschieht interessanterweise das Gleiche. Einfach nur Ernährung ohne Angst oder Schamgefühle ist für Ihren Organismus stressärmer. Genauso funktioniert jede Diät. Man bezahlt jemanden für die Erlaubnis zum Essen.

Die Formel lautet also:
Nicht *was Sie essen,* sondern *was Sie dabei denken und fühlen,* entscheidet darüber, ob Sie sich nähren oder schaden.

Essen Sie wie ein Kind

Vertrauen Sie dabei auf Ihren inneren Gourmet-Scanner …

Kinder haben einen eingebauten Ernährungsberater. Sie essen nicht, um Kalorien zu zählen oder Makros zu tracken – sie essen, weil der Organismus es ihnen sagt. Punkt.

Und das Erstaunliche: Der Körper weiß, was er braucht. Braucht er Vitamin C, dann signalisiert er Lust auf etwas Frisches, Säuerliches – einen Apfel, eine Orange oder notfalls eine Handvoll saurer Gummibärchen (weil unser Reptiliengehirn leider denkt: »Das Zeug schmeckt sauer und fruchtig – das muss doch Vitamine haben!«). Dabei enthält diese leere Hülle aus Gelatine, Aromen und Zucker nichts wirklich Brauchbares bei einer Vitaminappetenz. Braucht der Organismus Salz oder Elektrolyte, verlangt er nach Chips, Brühe oder Gurkenwasser. Bier würde auch noch gehen, wenn man mag. Eiweißmangel? Dann tropft Ihnen der Zahn beim Duft von Spiegelei, Erdnussbutter oder Hackbraten. Das Ganze nennt sich Appetenzverhalten – ein evolutionäres Erfolgsmodell aus der Zeit, als noch kein Supermarkt unsere Instinkte verwirrt hat. Eigentlich kann man damit gar nichts falsch machen. Eigentlich.

Denn Vorsicht: Der moderne Mensch hat's vermasselt. Statt frischer Früchte gibt's heute aromatisierten Joghurt, statt Gemüse schmecken wir »Röstzwiebelchips mit Chiliaroma«, und statt echtem Fleisch zieht uns »Paprika-Würzmischung« das Eiweiß-Wasser aus den Zellen.

Das Problem: Unsere Nahrung ist zivilisiert, aber nicht nahrhaft, was mittlerweile ein wirklich ernsthaftes Problem darstellt.

Wir essen mehr als je zuvor – und sind trotzdem ständig hungrig. Nicht weil wir »zu wenig Willenskraft« haben, sondern weil unser Körper ruft: »Hallo?! Ich habe ein leeres Vitaminkonto – und du schickst mir Toastbrot mit Schmelzkäse?« Bestimmte Fast-Food-Arten sind für den Körper nicht wertvoller als geschredderte Telefonbücher mit Zucker, Fett und Aroma, das weiß ich persönlich von dem Lebensmittelchemiker Udo Pollmer, der mehrere Bücher und Fachartikel über den abhandengekommenen Wert unserer Nahrung geschrieben hat.

Vertrauen Sie sich. Der intelligente Körper überlässt nichts dem Zufall. Nur interpretieren wir seine Signale oft falsch.

Ein Kind hört auf zu essen, wenn es satt ist. Es ignoriert den Nachtisch, wenn die Erbsen interessanter sind. Und umgekehrt. Kinder verbrauchen ohne Ende den Brennstoff Glukose. Und wo findet man den? Eigentlich in Früchten. Und was verlangen wir folglich? Süßigkeiten, aber die sind verboten.

»Nasch nicht so viel, davon wirst du dick!« – und schon ist der Mangel programmiert.

Ein Kind isst mit Fingern, es riecht, es probiert, es spuckt auch mal wieder aus. Essen ist Spiel, Erlebnis – kein Pflichtprogramm oder Trostpflaster. Aber die Erziehung macht aus etwas völlig Natürlichem ein Angstthema.

Also: *Essen Sie wie ein Kind.*

Lassen Sie sich führen von Ihrem Appetit – nicht von der Werbung. Vertrauen Sie darauf, dass Ihr Körper nicht falsch liegt, wenn er Lust auf etwas hat. Aber geben Sie ihm die Chance, *echte* Lebensmittel zu bekommen, nicht deren industrielle Attrappen.

Denn wenn Ihr Organismus sich ernst genommen fühlt, wird er Ihnen danken – mit Sättigung, Vitalität und einer Figur, die nicht aus Protest rund wird, sondern aus Vertrauen schlank bleibt.

Tagesexperiment:

Das Kind entscheidet!

Ziel: Selbstsicherheit bei der Ernährung

Heute übernimmt Ihr inneres Kind das Kommando. Die Regel: Kein »Muss«, kein »Sollte«, kein »Ich darf nicht«.

So geht's:

- Schauen Sie neugierig in Ihren Kühlschrank oder Obstkorb. Was springt Sie an?
- Wählen Sie für eine Mahlzeit nur das, was Ihnen wirklich schmeckt.
- Überlegen Sie, ob Sie das wirklich brauchen. Wenn nein, lassen Sie es weg.
- Haben Sie keine Angst, wenn Sie einfach keinen Appetit haben. Sie werden nicht verhungern, wenn Sie mal nichts essen.

Wenn Sie satt sind, lassen Sie die Reste stehen. Zum einen, weil Sie kein Mülleimer sind, und zum anderen, weil keine Hungersnot droht. Schließlich wollen Sie abnehmen und nicht sparen. Abnehmen ist pure Verschwendung. Deshalb sind Dicke oft Angst-Sparer, also geizig. Doch wer ständig spart – an Gefühlen, an Genuss, an Liebe –, signalisiert seinem Körper Mangel. Und Mangel bedeutet Alarm. Dann bunkert der Organismus, was er kriegen kann. Erst wenn Sie wieder Fülle zulassen – Fülle an Genuss, an Sinnlichkeit, an Selbstvertrauen –, entspannt sich das System. Großzügigkeit ist die schönste Form der Diät. Gönnen Sie sich das Beste, werfen Sie Reste weg, und vor allem: Hören Sie auf, sich zu zügeln. Nur wer innerlich satt ist, kann loslassen, und genau dann wird der Körper leicht. Außerdem sind Sie ja wahrscheinlich erwachsen genug, um selbst zu entscheiden, was Ihnen jetzt gerade guttut. Der Fisch liebt den Wurm, der Frosch die Mücke, die Katze die Maus und Sie, was lieben Sie? Oder, um es auf gut plakativ zu sagen: Nicht der Schokoriegel bleibt hängen – sondern das schlechte Gewissen danach!

Das Prinzip der »Winter-Diät«

Die *Winter-Diät* beginnt nicht im Magen, sondern im Kopf. Und sie funktioniert, weil sie kein Verzichts-, sondern ein Verstehenskonzept ist:

- Sie nehmen ab, wenn Sie das »Zunehmen« nicht mehr brauchen.
- Sie nehmen ab, wenn Sie sich sicher, gesehen und angenommen fühlen.
- Sie nehmen ab, wenn Sie dem Körper wieder das Signal geben: *Du bist in Sicherheit – du brauchst keine Schutzschicht mehr.*
- Sie nehmen ab, weil Sie nicht festhalten, was Ihnen guttut, sondern nun wissen, wie man es stets neu bekommt.

Eine Diät ist also keine Zwangsmaßnahme – sondern ein Vertrauensvotum an sich selbst. Sie sagt: »Ich kümmere mich jetzt um mich.« Und das ist der beste Grund, den man sich vorstellen kann.

Warum wir wirklich zunehmen

Und warum es nichts mit Disziplin zu tun hat – sondern mit Kindheit, Cortisol und Käsebrot …

Der Baby-Keks-Reflex – Wie Sie schon mit dem Fläschchen konditioniert wurden

Willkommen im Club der emotional Gefütterten! Falls Sie je dachten, Ihre Lust auf Schokolade sei ein Zeichen von Charakterschwäche, atmen Sie auf: Sie sind unschuldig. Oder besser gesagt: konditioniert. Und zwar seit dem ersten Schrei.

Denn was passierte, als Sie als Baby Kummer hatten? Richtig – in den Arm nehmen und Brust raus oder Fläschchen rein, Ruhe im Karton. Essen war Trost, Nähe, Sicherheit. Biologisch sinnvoll, psychologisch nachhaltig wie ein Tattoo auf der Amygdala.

Dieser Reflex – Weinen = Füttern = Entspannung – wurde so tief ins Nervensystem eingebrannt, dass sich Ihr limbisches System heute noch bei jedem inneren Konflikt meldet:

- »Chef schreit? Ich brauch ’n Keks!«
- »Partner schweigt? Schokolade her!«
- »Kritik? Käsebrot!«

Durch die wiederholte Kopplung von negativen Affekten (z. B. Angst, Einsamkeit) mit positiver Reizverarbeitung (z. B. Nahrung) entstehen im mesolimbischen System tiefgreifende Belohnungsassoziationen. Das Ergebnis: *emotionales Essen* – man isst nicht, weil man Hunger hat, sondern weil man durch irgendetwas getriggert wurde und einen emotionalen Schutz sucht.

Fallbeispiel:

Margot und das Käsebrot der Rebellion

Margot, 50 Jahre, Büroangestellte, kam auf Empfehlung einer Freundin zu mir. Eigentlich wollte sie nur »ein paar Kilo runter«. Doch schon auf den ersten Blick war klar: Diese Frau hatte nicht nur Kilos im Gepäck, sondern auch ein gutes Stück Widerstand.

Ihre Kleidung: unauffällig, aber burschikos. Ihre Augen: wachsamer als ein Zollbeamter beim Drogenhunde-Turnier. Und ihre Mimik verriet sofort: Hier sitzt jemand, der gelernt hat, sich zu verteidigen – und zwar nicht mit Fäusten, sondern mit Skepsis.

Ein Blick in ihre Biografie erklärte schnell den Tonfall. Margots Mutter war die klassische Mischung aus Spießbürgerin und Oberaufseherin – streng, kontrolliert, immer bemüht, das »rechte Maß« zu wahren. Der Vater? Liberal, ja, aber eher der Typ Statist: anwesend, aber ohne Hauptrolle. Kein Wunder, dass Margot früh von ihrer Mutter lernte: Weibliche Sanftheit bringt dich nicht weit, Kontrolle schon.

Und dann war da noch der Job. Ihr Chef, ein Herr alter Schule, betrieb sein Büro wie eine Kleindiktatur. Entscheidungen ohne Rücksprache, Anweisungen wie Kanonendonner – Stress pur.

Margots Methode, damit umzugehen? Essen. Genauer gesagt: Käse. Am Stück, aufs Brot, zur Not auch beides gleichzeitig.

Auf meine Frage, warum gerade Käse, kam zunächst das Offensichtliche: »Weil er gut schmeckt.« Meine Antwort: »Nein. Käse schmeckt nicht gut – sonst würden ihn alle lieben. Millionen Chinesen würden mir zustimmen.« Sie stutzte. Genau der Effekt, den ich beabsichtigte. Denn Coaching lebt von Irritation: Nur wer kurz stolpert, kann neue Wege gehen.

Nach kurzem Nachdenken kam Margot die positiv besetzte Erinnerung: Als kleines Mädchen hatte sie einen Nachbarn – einen Lumpensammler. Er sammelte Sperrmüll, bereitete diesen in seiner Werkstatt auf und verkaufte die restaurierten Möbel wieder. Ein schöner, aber manchmal schmutziger Job. Der freundliche Nachbar schenkte ihr oft belegte Käsebrote, die von seiner Tagestour übrig waren. Für Margot war das damals ein geheimer Schatz, ein Symbol der Solidarität. Ihre Mutter jedoch verbot es strikt mit einer gewissen Abscheu in der Stimme: »Das ist doch voller Bazillen!« Wahrscheinlicher ist es aber, dass die Mutter das Schwinden ihres Einflussbereichs befürchtete. Schließlich sollte ihr Prinzesschen keine Lumpensammlerin werden, sondern »etwas Besseres«. Käsebrote wurden damit zum Sinnbild für Rebellion gegen mütterliche Kontrolle – ein stilles: »Ätsch, Mama!«

Und genau das Muster lebte weiter: Immer wenn ihr Chef sie bevormundete, griff Margot zum Käsebrot. Jeder Biss war ein symbolischer Befreiungsschlag, ein innerliches: »Ich bestimme selbst!« Nur leider verstand ihr Körper die Botschaft etwas zu wörtlich: Statt die Freiheit zu speichern, speicherte er das Symbol der Freiheit: Fett.

Das eigentliche Problem war also nicht der Käse, sondern die emotionale Ladung dahinter. Essen als Anti-Stress-Mittel – das macht dick. Essen als reine Ernährung – das hält schlank.

Meine Empfehlung an Margot (und übrigens auch an Sie): Probieren Sie einmal drei Tage lang, nur dann zu essen, wenn Sie sich absolut wohlfühlen. Nicht aus Frust, nicht aus Trotz, nicht aus Langeweile. Einfach nur, weil Sie Ihren Körper ernähren wollen. Sie werden sehen: Sobald Essen keine emotionale Bedeutung mehr hat, verliert auch das Fett seinen Job. Und wenn Sie in diesen drei Tagen dann schlecht gelaunt sind, haben Sie den Beweis dafür, dass Sie gar nicht gegessen haben, um sich zu ernähren, sondern um sich bei Stress zu trösten. Daher muss der Stress weg.

Quizfrage

Wenn nun ein weiß bekittelter Diätberater zu Margot sagen würde: »Essen Sie bitte drei Wochen lang ausschließlich und nur noch Käsebrote. Morgens, mittags, abends!« Was meinen Sie: Würde Margot wohl zunehmen? Oder würde sie abnehmen, weil Käsebrote plötzlich nicht mehr Befreiung, sondern Pflichtübung geworden sind?

Fett: Der treueste Bodyguard, den Sie je hatten

Er weicht nie von ihrer Seite ...

Lassen Sie uns mit einem Mythos aufräumen: Fett ist kein Feind. Fett ist Ihr Bodyguard. Ein körpereigener Sicherheitsdienst, liebevoll eingerichtet von Ihrer Nebennierenrinde und Ihrem Unterbewusstsein. Seine Mission: Schutz gegen Mangel. Ob dieser Mangel nun real ist, weil die Unterversorgung droht, oder nur gefühlt, ist den emotionalen Teilen unseres Gehirns leider egal.

Wenn Sie Stress haben – egal, ob durch Kündigungsangst, Liebeskummer oder den Satz: »Wir müssen reden« –, aktiviert Ihr Körper ein uraltes Notfallprogramm. Cortisol schießt ins Blut, Ihr System denkt: »Hungersnot-Alarm!«, und speichert. Es handelt sich also um Vorratshaltung für die emotionale Eiszeit.

Wissenschaftlich betrachtet: Seit Beginn der 2000er-Jahre gilt in der Medizin als gesichert: Cortisol, das Hauptstresshormon, fördert die Glukoneogenese und hemmt den Abbau von Depotfett. Es verstärkt die Insulinwirkung im Fettgewebe – besonders im Bauchraum. Das Resultat: sogenannte *zentral adipöse Gewichtszunahme* (Stressbauch).

Gehirn denkt: »Ich bin in Gefahr.«

Organismus tut: »Ich lagere lieber mal was ein.«

Realität: Sie sitzen am Schreibtisch und lesen E-Mails – aber Ihre Zellen glauben, der Säbelzahntiger steht vor der Tür. Und Ihr Fett: Es bleibt bei Ihnen wie Kevin Costner bei Whitney Houston in dem schönen Film *Bodyguard* – nur mit dem Unterschied, dass nicht er Sie trägt, sondern umgekehrt.

Frühkindliche Ursachen von Übergewicht

Der Urknall der Psychologie

Sie sind nicht der einzige Mensch, der vielleicht glaubt, Übergewicht entstünde durch zu viel Essen, zu wenig Bewegung oder schlicht durch Willensschwäche. Es ist ja auch alles nicht so ganz einfach zu verstehen, denn die wahren Wurzeln reichen oft viel tiefer – zurück in die früheste Kindheit, ja sogar bis in die Zeit vor der Geburt. Unser Körper speichert Erfahrungen, und wenn diese Erfahrungen mit Mangel, Angst oder Not zu tun hatten, wird Fett zum Lebensretter. Es ist nicht unser Feind, sondern eine überlebenskluge Reaktion auf alte Alarmsignale. Wenn wir als Baby Schutz und Sicherheit brauchten, wurden wir oftmals gestillt. Und zwar mit einer liebevoll sprechenden Mami, die uns geduldig im Arm hielt, bis wir wieder ruhig waren. Also lernten wir: *Essen löst Probleme* – was natürlich so nicht stimmt.

Fallbeispiele:

Tamara und der Krieg im Mutterleib

Ein Beispiel ist Tamara. Ihre Mutter Jelena war Anfang der 1990er-Jahre schwanger – mitten im Balkankrieg, in Armut, Unsicherheit und teilweise sogar Hungersnot. Über die Nabelschnur bekam Tamara nicht nur Nährstoffe, sondern auch Stresshormone wie Cortisol. Dieses »Festhaltehormon« prägte sich in ihr Nervenkostüm ein, noch bevor sie das Licht der Welt erblickte. Für ihr Unterbewusstsein galt fortan: »Mangel droht – wir müssen Vorräte anlegen!« Als junge Frau versuchte Tamara verzweifelt, mit Diäten abzunehmen. Doch jedes Hungern verstärkte nur die alten Alarmmuster. Ihr Körper tat genau das, was er gelernt hatte:

Er hielt fest. Erst in einer Hypnosesitzung, in der sie das Erleben ihrer Mutter nachempfand, konnte Tamara neue neuronale Muster entwickeln: Sicherheit, Wohlstand, Fülle. Mit dieser inneren Erfahrung schalteten sich die alten Notprogramme ab. Tamara nahm ab – langsam, aber stetig und ganz ohne Zwang. Ihr Körper brauchte keine Panikreserven mehr.

Rolf, 210 Kilo, weil Mutti wollte, dass er »schön isst«

Noch drastischer war der Fall von Rolf. Jahrgang 1966, 210 Kilo schwer, ans Bett gefesselt. Sein Physiotherapeut redete ihm barsch zu: »Hör auf zu fressen, dann nimmst du auch ab!« Doch dieser grobe Appell machte alles nur noch schlimmer. Rolf konnte kaum noch essen, ohne sich zu schämen – und so wurde er immer schwerer. In Hypnose zeigte sich die Ursache: Er war als Frühchen zur Welt gekommen, viel zu leicht, kaum lebensfähig. Seine Mutter bangte um jedes Gramm und gab ihm das Programm mit: »Iss schön, damit Mutti keine Sorgen hat.« Dieses Muster war nie gelöscht worden. Jahrzehntelang bestimmte es Rolfs Verhalten, als wäre er noch immer das zerbrechliche Baby. Erst als wir in Hypnose die elterliche Sorge würdigten und das alte Programm entkoppelten, konnte sein Organismus endlich aufhören, Nahrung als Überlebensversicherung zu horten. Rolf verlor seinen Appetit, schlief viel, entspannte – und das Gewicht schmolz. Sein Physiotherapeut staunte, wie beweglich er wurde. Rolf hatte übrigens vorher nie an Hypnose geglaubt und war sehr überrascht, wie gut alles bei ihm funktionierte.

Diese Beispiele zeigen: Übergewicht ist kein Zeichen von Disziplinlosigkeit, sondern von alten Schutzmustern. Fett ist gespeicherte Angst. Es entsteht nicht in der Küche, sondern im limbischen System. Stresshormone wie Cortisol und Insulin sind die eigentlichen Baumeister der Fettpolster. Sie arbeiten nicht nach Logik, sondern nach Gefühl. Wer als Kind erlebt hat, dass Essen Sicherheit bedeutet, wird auch als Erwachsener unbewusst daran festhalten. Erst wenn die inneren Alarmanlagen abgeschaltet werden, kann der Körper loslassen.

Das bedeutet: Abnehmen geschieht nicht durch Verzicht, sondern durch innere Heilung. Sobald wir die alten Gefühle anerkennen und umdeuten – von Mangel zu Fülle, von Angst zu Sicherheit –, braucht unser Organismus die Notration nicht länger. Dann geschieht das Abnehmen wie von selbst: langsam, aber nachhaltig. Nicht die Kalorien entscheiden, sondern die Emotionen.

Stress macht dick – und zwar effizient

Der Körper ist genial, aber geizig.

Der wahre Figurkiller ist also nicht die Sahnetorte. Es ist der Stress. Stress verwandelt jedes Leckerchen in einen Energiespeicher de luxe. Und nein, Ihr Körper ist dabei nicht verrückt oder krank – er ist genial. Er denkt nicht in Kalorien, sondern in Überlebensstrategien.

Jede Art von Bedrohung – auch emotionaler Natur – aktiviert das sympathische Nervensystem. Das führt zu Cortisol-Anstieg, Appetit auf schnelle Kohlenhydrate und einer dramatisch verbesserten Einlagerungsrate. Zucker? Sofort gespeichert. Fett? Willkommen im Hüftregal.

Was passiert im Körper?

- ☞ Cortisol → erhöht Blutzucker
- ☞ Blutzucker → stimuliert Insulin
- ☞ Insulin → speichert Fett

☞ Gleichzeitig: Serotonin sinkt → Stimmung sinkt → Essen tröstet → Man schämt sich → Cortisol steigt weiter → Kreislauf schließt sich.

Fallbeispiel:

Tom und das Stressessen-Karussell

Tom, 41, Projektmanager in einem IT-Großunternehmen, lebte im Dauerstakkato von Meetings, Deadlines und E-Mail-Pingpong. Schon morgens begrüßte er den Tag nicht mit Meditation oder grünem Smoothie, sondern mit einer Brezel vom Bäcker. Und wenn am Nachmittag der Stresspegel stieg, gesellte sich zuverlässig ein Schokoriegel oder ein Energy-Drink dazu.

Tom war nie der Typ »klassisches Übergewicht« gewesen. Aber er merkte: Immer, wenn die Projekte brannten, brannte auch sein Essverhalten durch. Ein paar Wochen Stress = ein paar Kilo drauf. Danach folgte die übliche Reue: Diätpläne, Fitnessstudio, Kalorien-Apps. Kurzfristig half das, bis das nächste Projekt losging und das Spiel von vorn begann. Ein Hamsterrad, nur mit Snacks statt Sonnenblumenkernen.

Im Coaching stellte ich ihm die scheinbar einfache Frage: »Gab es in Ihrer Kindheit Situationen, in denen Essen eine Rolle bei Stress oder Konflikten spielte?«

Erst kam ein Schulterzucken. Tom hatte gelernt, nüchtern und rational in Zahlen, Daten, Fakten zu denken. Emotionen waren für ihn wie eine Behinderung. Doch dann erinnerte er sich: beide Eltern berufstätig, viel unterwegs. Wenn die Zeit knapp war – oder ein Streit unausgesprochen im Raum stand –, bekam Tom Geld für den Kiosk. Chips, Schokolade, Cola, Essen wurde zum schnellen Trostpflaster gegen alles Unangenehme. Die Botschaft, die sein kindliches Nervensystem speicherte: »Wenn es unangenehm wird: Kauf dir was zu essen, dann geht's leichter.«

Voilà: Toms Muster war entlarvt. Kein Hunger, kein Mangel, sondern ein automatisiertes Stressprogramm. Zucker und Fett waren die Emotions-Dimmer aus der Kindheit – nur dass die Stromrechnung inzwischen auf der Waage landete.

Die Lösung? Kein Verbot, kein Drill, sondern Achtsamkeit. Tom begann, kleine Pausen einzubauen: ein Glas Wasser vor dem Meeting, ein paar tiefe Atemzüge statt eines Energy-Drinks, ein kurzer Spaziergang um den Block statt Schokoriegel. Und immer wieder die Frage: »Was stresst mich gerade wirklich? Und was würde mir jetzt guttun, das nichts mit Essen zu tun hat?«

Die Veränderung war verblüffend: Nicht nur, dass Tom sein Gewicht stabilisierte, er fühlte sich auch innerlich ruhiger, klarer, zufriedener. Und plötzlich war die Zahl auf der Waage gar nicht mehr das Hauptthema.

Denn das eigentliche Problem war nie das Essen gewesen. Sondern das alte Muster: Stress = Snack. Sobald Tom lernte, diesen Automatismus zu durchbrechen, hatte er das Steuer wieder selbst in der Hand.

Appetit ist kein Hunger – sondern ein Hilferuf

... und wer will schon wegen unterlassener Hilfeleistung Ärger kriegen?

Wären wir Roboter, würden wir nur bei Kaloriendefizit essen. Aber wir sind fühlende Wesen – mit limbischem Erbe und einem Belohnungssystem, das Dopamin liebt.

Appetit ist oft nichts anderes als ein psychophysiologischer Übersetzer:

- »Ich brauche Nähe.« → Schokolade!
- »Ich will Ruhe.« → Chips!
- »Ich möchte Anerkennung.« → Pizza!

Neurobiologisch betrachtet

Der Appetit wird stark durch das dopaminerge System beeinflusst. Trigger aus der Umwelt (Geruch, Erinnerung, Stimmung) aktivieren das mesolimbische Belohnungssystem – selbst ohne Energiebedarf. Es geht nicht ums Überleben. Es geht um Trost. Appetit ist im Grunde wie das Weinen eines Babys: »Hilfe, ich habe ein Problem – kann mich vielleicht bitte jemand beschützen?«

Fragen Sie sich also nicht: »Was will ich essen?«
Sondern: »Was will ich nicht mehr fühlen?«

Fazit

Ihr Übergewicht ist kein Defekt – sondern ein logisch aufgebautes, emotional gespeichertes Schutzprogramm. Es verdient kein Urteil, sondern Verstehen. Sie essen nicht zu viel – Sie ersetzen zu oft.

Übung

Erste Übung zur Selbstbeobachtung

Ziel: Noch mehr Bewusstsein über Ihre Essensmotive

Führen Sie ein »Gefühls-Tagebuch«. Schreiben Sie eine Woche lang zu jedem Essmoment:

- Was habe ich gegessen?
- Hatte ich physischen Hunger?
- Was fühlte ich davor?
- Was habe ich wirklich gebraucht?

Sie werden überrascht sein: Dadurch wird Ihnen bewusst, worauf Sie wirklich »Hunger« hatten.

Fett: Ein Wunderwerk der Biochemie oder: Warum Sie nicht aus Kuchen bestehen

Hier eine überraschende Wahrheit: Sie bestehen nicht aus Kuchen. Auch nicht aus Pizza, Eis oder Leberwurstbrot. Sondern – rein chemisch betrachtet – aus Wasser, Kohlenstoff, Sauerstoff, ein paar Spurenelementen und Fettmolekülen, die Ihr Körper nach Bedarf selbst synthetisieren kann. Und zwar auch dann, wenn Sie *nichts essen*.

Das klingt absurd?

Willkommen in der Welt der Biochemie.

Fett entsteht nicht im Mund, sondern im Stoffwechsel

Fettaufbau ist kompliziert. Abnehmen ist einfacher!

Fett ist kein direkt gegessener Stoff, sondern ein Ergebnis komplexer Umwandlungsprozesse. Ihr Körper baut Fett aus dem, was er *zur Verfügung hat* – und das sind nicht zwangsläufig Sahnetorten, sondern:

- überschüssige Glukose

- ☞ Aminosäuren aus Eiweiß
- ☞ Glycerin, Ketone, Acetyl-CoA
- ☞ und vor allem: das Mangelhormon Cortisol und das Verdauungsenzym Insulin

Also: Energieüberschuss ohne Verbrauch, sondern mit Festhaltebefehl!

Biochemischer Hintergrund

Fett (Triglyzerid) besteht aus einem Glycerinmolekül und drei Fettsäuren. Fettsäuren können aus Kohlenhydraten oder Aminosäuren entstehen, wenn mehr Energie aufgenommen oder *gespeichert* werden soll, als benötigt wird. Entscheidend ist nicht, was gegessen wird – sondern in welchem hormonellen *Milieu* sich der Körper befindet (z. B. durch Stress). Chronischer psychischer Stress führt zu einer Verschiebung des Hormonhaushalts:

- ☞ Stresshormon Cortisol steigt → Verdauungsenzym Insulin steigt → es kommt zum Fettaufbau, vor allem viszeral (Bauchfett)
- ☞ gleichzeitig: Leptin fällt → Sättigungsgefühl nicht vorhanden
- ☞ Hungerhormon Ghrelin steigt = Appetit

Fett ist also ein *emotionales Lösungsmittel.* Es entsteht nicht durch Kuchen, sondern durch die Notwendigkeit, *zu überleben* – auf molekularer Ebene.

Beispiel: Sie können fasten – und dennoch Fett aufbauen, wenn Ihr Körper im Stressmodus ist. Denn dann wird aus körpereigenem Eiweiß Glukose hergestellt (Gluconeogenese) und über Insulin in Fett umgewandelt. Essen ist also beim Fettaufbau optional – Emotionen sind essenziell. Ich persönlich habe im Jahr 2021 sowohl im April als auch im Mai zwei

Wochen am Stück nichts, *gar nichts*, gegessen – nicht einmal eine Nuss oder ein Gummibärchen. Wissen Sie, was passierte? Nichts. Ich hatte einfach mal ausprobiert, was geschieht, wenn man nichts isst. Im Juni habe ich das Experiment noch einmal für mehr als eine Woche durchgeführt. Nach drei Tagen kam es mir so vor, als bräuchte ich nie wieder etwas zu essen. Ist das interessant? Ja. Erstrebenswert? Nein. Ich kenne einige Menschen, die viele Wochen lang nichts aßen und wieder angefangen haben, regelmäßig zu essen, weil deren Freunde vor Entsetzen sonst durchgedreht wären. Vielleicht haben Sie nun verstanden: Wir essen offenbar alle viel zu viel – was aber nicht schlimm ist. Wenn Sie weniger essen, sparen Sie vielleicht etwas Zeit, etwas Geld, verlieren aber Ihre Freunde, die denken, Sie müssten doch etwas essen (zum Thema »Anticoaches« kommt später mehr). Es gibt auch Fälle von Menschen, die versucht haben, komplett ohne Essen auszukommen, wie die Australierin Ellen Greve, genannt Jasmuheen, die behauptet, seit 1993 keine feste Nahrung mehr zu sich genommen zu haben. Oder wie der Inder Prahlad Jani, der rund siebzig Jahre kaum etwas gegessen haben soll. Aber das ist genauso wenig zur Nachahmung empfohlen, wie ohne Ausbildung einen Kampfjet zu steuern.

Tierisch logisch: Von Kamelen, Robben und Rindern

Was Tiere können, können wir auch – und es auch sein lassen.

Also halten wir fest: Zu viel Essen macht nicht dick. Denn das ist einfach falsch! Nicht zu viel, sondern zu wenig lässt uns festhalten. Das gilt übrigens für alle Lebewesen.

Jeder nordafrikanische Nomade weiß: Ein Kamel speichert Wasser als Fett in seinen Höckern. Hundert Liter für drei Wochen Wüstenritt – wenn man es vor dem Trinken richtig hat dursten lassen!

Das Tier nimmt Wasser, ein wenig pflanzliches Material (Heu) und bastelt daraus Körperfett. Kein Zucker, kein Schnitzel, keine Kalorienbombe. Einfach cleveres Biochemie-Management:

- ☞ Wasser + Zellulose + Cortisol = Notfallprogramm
- ☞ Resultat: Humpen voll Fett für schlechte Zeiten.

Oder nehmen Sie die Robbe: In freier Wildbahn hat eine Robbe eine dicke Speckschicht – nicht weil sie Chips frisst oder zu wenig Pilates macht, sondern weil sie täglich im eiskalten Wasser schwimmt. Die niedrige Temperatur erzeugt Stress, und der Körper reagiert mit einem simplen Signal: »Ich erfriere gleich – isolieren, sofort!« Ihr Körper braucht die Isolierung, also baut er Fett auf. Logisch, oder?

Aber jetzt aufgepasst: Im Tierpark, wo das Wasser beheizt ist, nehmen die Robben ab, obwohl sie mehr Futter bekommen und sich viel weniger bewegen. Der Körper erkennt: »Keine Gefahr – keine Notwendigkeit für eine Schutzschicht.«

Jahrelang beneideten europäische Viehzüchter die Argentinier. Deren Black-Angus-Rinder waren eine reine Fleischmasse und hatten kein Gramm Fett. Also begannen sie, die edlen und teuren Rindersorten zu importieren – mit dem Ergebnis, dass die Rinder auf unseren Weiden genauso Fett ansetzten wie die heimischen Tiere. Woran das lag? Am Weidezaun. Statt endloser argentinischer Weidegründe und unbegrenztem Angebot an frischem Gras gab es kleine Weiden und enge Ställe. Die wahrgenommene Begrenztheit der Vorräte und vielleicht zudem der Stress in den Stallungen ließen die klugen Rinder einfach »vorsichtshalber« mal zunehmen. Was man hat, das hat man. Das war den Bauern eine Lehre. Exotische Rinder brauchen sehr viel Platz, damit sie fettarm bleiben. Mangel macht dick, auch bei der Kuh.

Das nennt man Homöostase – der Körper reguliert sich selbst. Wenn er sich sicher fühlt, lässt er los. Ohne Kampf. Ohne Diät.

Die Folge: Fettaufbau durch erhöhte Lipogenese, hormonell gesteuert durch Leptin, TSH und Katecholamine. Im Zoo mit beheiztem Wasserbecken dagegen verliert die Robbe ihre Speckschicht – obwohl sie dort mehr Futter bekommt und weniger schwimmt.

Erkenntnis: Der Stoffwechsel richtet sich nicht nach Essensmenge, sondern nach *Sicherheitsempfinden* und *Umweltreizen.*

Allerdings gibt es tatsächlich auch Ausnahmen – Menschen, die sich auf den Kopf stellen können und trotzdem nicht abnehmen.

Echte chemische Dickmacher

Und das unabhängig vom Appetit ...

Sie kennen das sicher: Da reißt man sich zusammen, isst weniger, bewegt sich mehr – und trotzdem bleibt die Waage so stoisch wie ein schlafender Labrador. Auch morgendliche Meditationen mit Sonnengruß und Ingwertee bringen außer Erleuchtung nichts, zumindest nicht beim Abnehmen. Willkommen in der Welt der biochemischen Bremsklötze! Denn selbst wenn man begriffen hat, dass Abnehmen eine Frage der Emotionen ist, darf man dennoch nicht außer Acht lassen, dass der Körper nicht nur durch innere Chemie (Stresshormone, Glückshormone) beeinflusst wird, sondern auch durch von außen hinzugefügte Stoffe.

Es gibt tatsächlich Substanzen, die bei *jedem Menschen* Fett ansetzen lassen, weil sie direkt in den Stoffwechsel eingreifen:

Insulin (künstlich oder in Überproduktion): Insulin ist das »Fetteinlagerungshormon«. Hohe Spiegel sorgen unabhängig vom Erleuchtungszustand oder erweiterten Bewusstsein für Fetteinlagerung.

Cortisol (z.B. bei Therapie mit Cortisonpräparaten): Bei Figurbewussten sehr gefürchtet, weil es bei Dauergebrauch fast regelhaft zu Stammfettsucht (Cushing-Syndrom) führt.

Östrogene und Gestagene (z.B. in Pille oder Hormontherapien): Diese Stoffe können die Fettverteilung verändern, oft in Richtung Hüfte und Oberschenkel. Auch Konflikte mit der eigenen sozialen Geschlechtsrolle pfuschen in den Hormonhaushalt.

Neuroleptika & Antidepressiva (v.a. atypische Antipsychotika wie Olanzapin, Clozapin): Sie verändern Appetit und Stoffwechsel, lassen fast immer zunehmen. Suchtpotenzial! Arzt informieren, wenn man absetzen möchte, sonst kann es echt ungemütlich werden.

Beta-Blocker (bestimmte Herzmedikamente): Sie reduzieren den Grundumsatz und die Fettverbrennung. Es kommt zum Teufelskreis, weil ein überfetteter Körper das Herz noch mehr belastet.

Bier: Es macht tendenziell fett, weil Alkohol die Fettverbrennung blockiert. Außerdem enthält Hopfen Humulon und damit Phytoöstrogene. Allerdings muss »Mann« schon wirklich Maßkrüge stemmen, um vom Bier Brüste zu bekommen.

Cannabis: Es macht nicht direkt fett, aber indirekt über Appetitsteigerung. Der Hungerflash nach dem Kiffen dürfte jedem Konsumenten bekannt sein. Und wenn man dann auf »Festhalten« programmiert ist, nimmt man zu.

Wirkliche chemische Dickmacher: Insulin, Cortisol, Östrogene/Progesteron, bestimmte Psychopharmaka – sie lassen bei fast jedem Fett ansetzen, egal, ob Stress vorhanden ist oder nicht. Und weil die industriell hergestellten Stoffe sogar eine längere Halbwertszeit als die natürlichen haben, also schwerer abzubauen sind und sich damit länger im Körper halten, können die sogar länger ihr dick machendes Unwesen treiben.

Operationen, Verletzungen und mRNA-Impfungen: Wenn Sie an wichtigen Drüsen wie Bauchspeicheldrüse, Schilddrüse, Mandeln, Blinddarm oder Thymusdrüse verletzt wurden – auch operativ –, oder sich erbmaterialverändernde Stoffe haben injizieren lassen, wird es selbstverständlich auch schwierig bis unmöglich mit dem Abnehmen. Es kommt immer darauf an, ob Ihr Organismus die Beeinträchtigung kompensieren kann.

Die hormonelle Verhütung – kleine Pille, große Wirkung

Babybauch eben anders ...

Die Antibabypille ist ein Wunderwerk moderner Medizin. Sie schützt zuverlässig vor Überraschungspaketen im Kinderwagen – hat aber manchmal die Nebenwirkung, dass auch die Hüftgold-Depots wachsen.

Warum? Hormone sind die heimlichen Dirigenten unseres Stoffwechsels. Östrogen und Gestagen beeinflussen nicht nur die Fruchtbarkeit, sondern auch, wie wir Wasser einlagern, Fett speichern und Appetit regulieren. Viele Frauen berichten: Mit der Pille kamen plötzlich ein paar Extrakilos – nicht weil sie mehr gegessen hätten, sondern weil ihr Körper im »Sicherheitsmodus« landete.

Das ist kein persönliches Versagen, sondern Biochemie. Ein Trick, um nicht gleich zu verzweifeln: Prüfen Sie gemeinsam mit Ihrem Arzt, ob eine andere Verhütungsmethode besser passt. Und vor allem: Sehen Sie Gewichtszunahme nicht als Schuldfrage, sondern als Nebeneffekt, den man nüchtern betrachten darf und wieder verabschieden kann.

Medikamente – die unsichtbaren Festhalter

Der Preis der künstlichen Gesundheit ist die Schönheit.

Nicht nur die Pille, auch andere Medikamente können Abnehmbremsen sein. Bestimmte Antidepressiva, Kortison-Präparate, Betablocker oder Antihistaminika sind wahre Meister darin, den Stoffwechsel auf die Ersatzbank zu schicken. Sie verändern Hunger- und Sättigungssignale, lassen den Blutzucker langsamer reagieren oder speichern vermehrt Wasser im Gewebe.

Das Tückische: Sie merken es nicht sofort. Die Schokolade schmeckt wie immer – aber plötzlich bleibt sie hartnäckiger hängen. Sie trinken Wasser und scheiden weniger aus. Es passiert Fettaufbau – weil Wasser chemisch festgehalten wird.

Hier hilft es, nicht in Panik zu verfallen, sondern das Gespräch mit dem Arzt zu suchen. Die üblichen empfohlenen Möglichkeiten, den Effekt bewusst zu kompensieren – etwa durch mehr Bewegung oder durch ein besonders achtsames Essverhalten – funktionieren hier nicht. Medikamente gegen Neurodermitis, Depression, Krebs oder Schmerzen – dagegen können Sie mit Erleuchtung, Achtsamkeit und Teekerzen auf dem Wohnzimmertisch leider nichts anstellen. Die

Gifte müssen raus aus dem Körper, sonst wird das nichts mit dem Abnehmen.

Die gute Nachricht: Wenn Medikamente Ihre Rettungsanker sind, dann stehen sie an erster Stelle. Niemand muss wegen ein paar Kilo mehr seine Gesundheit riskieren. Der Körper wird wieder ins Gleichgewicht finden – sobald er nicht mehr ständig pharmakologisch ausgebremst wird. Mit Grünzeug und literweise Wasser können Sie übrigens wunderbar entgiften.

Stoffwechselerkrankungen – die seltenen Spielverderber

Wenn es draußen klappert, ist es meist ein Pferd und kein Zebra.

Natürlich gibt es auch medizinische Ursachen, die das Abnehmen erschweren: Schilddrüsenunterfunktion, genetische Stoffwechselerkrankungen oder seltene hormonelle Störungen. Aber Achtung: Diese sind wirklich selten. Die Wahrscheinlichkeit, dass Ihre hartnäckigen fünf Kilo auf eine exotische Enzymmutation zurückgehen, ist etwa mit 0,01 Prozent in der Gesamtbevölkerung zwar höher, als beim Einkaufen vom Blitz getroffen zu werden, aber dennoch kann es nicht schaden, sein Stresslevel zu verringern.

Trotzdem: Wer über Jahre alles probiert hat, und wenn das Gewicht partout nicht weichen will, sollte man sich medizinisch gründlich untersuchen lassen. Blutwerte, Schilddrüsenhormone, Insulinspiegel – das gibt Klarheit. Wenn wirklich eine organische Ursache dahintersteckt, gibt es gezielte Therapien. Und wenn nicht – dann wissen Sie zumindest, dass der Körper nicht krankhaft blockiert, sondern »nur« emotionalen Ballast trägt.

Ob Pille, Medikamente, Operationen oder seltene Stoffwechselkrankheiten – all das sind Faktoren, die das Abnehmen erschweren können. Aber sie sind nicht das Ende der Reise. Der Körper ist kein Feind, sondern ein komplexes Orchester. Manchmal spielt er ein wenig schräg, wenn Hormone oder Tabletten den Taktstock übernehmen.

Das Wichtigste: Nehmen Sie es nicht persönlich. Ihr Körper macht das nicht, um Sie zu ärgern. Er versucht, Sie zu schützen – manchmal eben ein bisschen zu gründlich. Ich persönlich betrachte Medikamente als Intervention: Sie sollen helfen, dass man bei Krankheit wieder auf die Beine kommt, aber sie sollten nicht »die Beine ersetzen«.

Also vielleicht sprechen Sie mit einem aufgeschlossenen Arzt darüber, ob Sie überhaupt ein Leben lang Medikamente nehmen müssen oder diese nicht – wie jedes andere Hilfsmittel auch – eines Tages wieder absetzen können, sobald Sie Ihre gesundheitlichen Probleme gelöst haben. Ihr Körper versucht schließlich 24/7 zu gesunden – nur unsere Richter im Kopf lassen ihn oft nicht.

Und merken Sie sich: Wer mit Humor auf die Waage steigt, wiegt schon mal mindestens ein Kilo weniger. Denn Gelassenheit macht leicht, innen wie außen. Wer Sie wirklich liebt, liebt Sie auch, wenn Sie dick sind. (Es sei denn, Sie sind dick, weil Sie Ihre Probleme nicht lösen. Das mag keiner.)

Der Fettbauch als evolutionäres Erfolgskonzept

Nicht etwa Dummheit macht dick.

Der menschliche Körper ist kein dumpfer Kalorienzähler, sondern ein hochintelligentes System. Wenn er Fett aufbaut, dann nicht aus Bosheit – sondern aus Fürsorge. Fett schützt

Organe, speichert Energie, hält warm, puffert Stress. Ihr Körper ist weder ein »störrisches Tier« oder ein »dummer Klumpen Fleisch« (so etwas hörte ich einige verzweifelte Menschen über ihren Körper sagen), sondern ein geniales Wunderwerk, das leider auf Sie hört.

Was heißt das für Sie?

- ☞ Ihr Körper speichert Fett nicht, um Sie zu ärgern.
- ☞ Er speichert Fett, weil Sie in Gefahr sind – oder unterbewusst denken, dass Sie in Gefahr sind.
- ☞ Wenn Sie dem Organismus endlich das Gefühl geben, in Sicherheit zu sein – durch Selbstannahme, emotionale Entlastung, mentale Wärme –, dann lernt er loszulassen.

Fett ist kein Schuldbeweis. Es ist ein Zeichen von Intelligenz unter Druck.

Und Druck lässt sich nicht durch Diät beseitigen – sondern durch psychische Entspannung.

Übung:

Die innere Schutzschicht verstehen und würdigen

Ziel: Die emotionale Bedeutung Ihres Körperfetts erkennen und so die Voraussetzung schaffen, dass Ihr Körper bereit ist loszulassen.

Schritt 1: Stellen Sie sich vor den Spiegel

Suchen Sie sich einen Moment, in dem Sie ungestört sind. Stellen Sie sich vor einen Spiegel – in Kleidung, in der Sie sich einigermaßen neutral oder sogar wohlfühlen, oder vielleicht sogar wie Gott Sie am Reißbrett designt hat, ohne Kleidung. Schauen Sie nicht mit dem Blick des Kritikers, sondern mit der Haltung eines Forschers: neugierig, offen, unvoreingenommen.

→

Schritt 2: Fragen Sie Ihren Körper

Sprechen Sie innerlich zu Ihrem Körper – oder gern auch laut – und stellen Sie ihm folgende Fragen:

- »Warum hast du diese Schutzschicht aufgebaut?«
  (Lassen Sie die erste spontane Antwort zu – auch wenn sie irrational erscheint.)
- »Was hast du für mich getan, das ich bislang nicht gesehen habe?«
- »In welchen Momenten meines Lebens war dieses Fett ein Schutz?«
  (Erinnern Sie sich an Phasen von Stress, Ablehnung, Mangel, Verlust.)
- »Was wollte ich vermeiden – Kälte, Schmerz, Kritik, Nähe, Enttäuschung?«

Notieren Sie Ihre Gedanken, wenn möglich handschriftlich. Schreiben Sie wie bei einem Gesprächsprotokoll. Oft tauchen überraschende Antworten auf – aus dem Unbewussten.

Schritt 3: Danken Sie Ihrer Schutzschicht

Mag seltsam klingen – wirkt aber tief: »Ich danke dir, Fett, dass du mich beschützt hast.

Ich erkenne jetzt, dass du mir gedient hast, als ich mich schwach gefühlt habe. Du hast mich gewärmt, abgegrenzt, gestützt. Und jetzt darfst du gehen – wenn du willst. Ich bin bereit.«

Sagen Sie diesen Satz nicht mechanisch, sondern fühlen Sie ihn. Wählen Sie auch eigene Worte, wenn Sie – so wie ich – nicht gern auswendig lernen. Spüren Sie, ob Ihr Körper darauf reagiert, vielleicht mit einem Seufzer, Gänsehaut, Tränen oder innerer Ruhe. Das ist ein Zeichen, dass sich etwas löst. Wenn Sie allerdings gerade zu emotional werden und sich erschüttert fühlen, dann blättern Sie schnell zu Seite 112, und beantworten Sie die Fragen im Kasten. Danach geht's dann hier sanft weiter.

Schritt 4: Visualisieren Sie Ihren neuen Zustand

Schließen Sie die Augen, und stellen Sie sich vor, wie Sie sich fühlen werden, wenn Sie sich leicht, frei und sicher fühlen – ganz ohne Schutzschicht. Wie stehen Sie? Wie atmen Sie? Wie reden Sie? Wie fühlt sich Ihr Bauch an?

Verankern Sie dieses Bild. Es ist kein Ziel, sondern ein möglicher Ausdruck Ihres wahren Selbst.

Notiz zum Schluss

Sie müssen nichts tun, um loszulassen. Sie müssen nur aufhören festzuhalten.

Diese Übung ist kein Zauberspruch – aber ein Türöffner für ein tieferes Körperverständnis. Und sie kann der erste Schritt sein, mit sich selbst Frieden zu schließen. Es war ja Ihre Verzweiflung, Verbissenheit, Wut, Traurigkeit und Frustration, weswegen sich der »stressbedingt erhöhte Körperfettanteil« gebildet hatte. Das Annehmen Ihrer Schwächen, Ihres Nicht-perfekt-Seins, das lockert Seele und Hosenbund.

Was unser Essverhalten wirklich bestimmt

Warum wir essen, obwohl wir satt sind …

Hunger ist selten das Problem – Appetit ist das Symptom. Beginnen wir mit einer unbequemen Wahrheit: Die meisten Menschen in westlichen Ländern des 21. Jahrhunderts haben in ihrem Leben noch nie echten Hunger verspürt. Also keinen leichten Gusto, kein Knurren nach vier Stunden ohne Mahlzeit – sondern biologischen Nährstoffmangel mit Kreislaufabfall und Energiemangel. Das ist zum Glück derart selten bei uns, dass Sie sich von dem Wort »Hunger« verabschieden können.

Was wir im Alltag oft »Hunger« nennen, ist nicht Nährstoffmangel, sondern in Wahrheit:

- ☞ Einsamkeit
- ☞ Angst
- ☞ Langeweile
- ☞ Frust
- ☞ Enttäuschung
- ☞ Kummer
- ☞ Traurigkeit
- ☞ soziale Gewohnheit

- ☞ oder einfach die pure Lust auf eine Belohnung, ein Ritual, eine Erinnerung.

Es geht also meist nicht um Ernährung, sondern um »Leckerchen« – wie bei einem Schoßhund. Psychologen nennen das: Appetenzverhalten oder auch *appetitive behavior.* Und dieses Appetitverhalten wird emotional gesteuert, nicht physiologisch, der Geruch von Schokolade kann beispielsweise das Wasser im Mund zusammenlaufen lassen.

Gedanken machen Hormone – Hormone machen Appetit

Wenn Sie sich ungeliebt fühlen, traurig sind oder unter Druck stehen, reagiert Ihr Körper oft nicht mit einem Wunsch nach Bewegung oder Meditation – sondern mit einem uralten Programm: »Füttere mich, damit ich mich besser fühle!«

Warum?

Neurobiologisch erklärt

- ☞ **Stress** → Ausschüttung von Cortisol → Insulin steigt → Appetit steigt
- ☞ **Dopaminmangel** (z. B. bei Langeweile) → Gehirn will Belohnung → Süßes oder Fettes wirkt wie ein inneres »Bingo!«
- ☞ **Oxytocinmangel** (z. B. bei Einsamkeit) → soziale Nähe fehlt → Essen ersetzt Nähe → besonders durch Milchprodukte, warme Speisen, Kohlenhydrate

Fazit

Sie essen selten, um satt zu werden. Sie essen, um sich wieder erfüllt zu fühlen – das Dumme: Sie sehen dann auch irgendwann »gefüllt« aus.

Essen als Sprache der Kindheit

Jede Kommunikation hat einen Sender und einen Empfänger.

In der frühen Kindheit war Essen nicht nur Ernährung, sondern Beziehung. Liebe kam in Form von Muttermilch, Brei, Keks oder Wurstbrot. »Wenn du brav bist, gibt's ein Eis.« Wer kennt diesen Satz nicht? So entstand in Ihrem Gehirn ein einfaches, aber nachhaltiges Reiz-Reaktions-Muster:

Gefühl		**Reaktion**		**Verankerung**
Kummer	→	Keks	→	»Das tröstet«
Langeweile	→	Chips	→	»Da passiert was«
Stress	→	Schokolade	→	»Jetzt geht's besser«
Ablehnung	→	Pizza	→	»Ich bin's mir wert«

Diese Prägungen sind wie mentale Software, die heute – Jahrzehnte später – noch immer im Hintergrund mitläuft. Und weil Ihr Gehirn Energiesparer ist, aktiviert es lieber ein vertrautes Muster als eine neue Strategie.

Biochemie trifft Biografie

Ob Sie emotional essen oder nicht, hängt davon ab, *wie Ihr Nervensystem Ihre Vergangenheit verarbeitet hat.* Entscheidend sind nicht die objektiven Erlebnisse – sondern deren *emotionale Bewertung.*

Typische Beispiele:

Ich bin nicht genug.	→	kompensiert durch Essen mit »Belohnungscharakter«
Ich muss stark sein.	→	Essen als einziger erlaubter Trost
Ich darf keine Hilfe brauchen.	→	Essen als heimliche Quelle von Halt

Ich werde nur gesehen, wenn ich leiste.	→	Überessen als Form von Selbstvergewisserung

All das läuft *nicht bewusst* ab, sondern im Untergrund. Genau dort, wo wir ansetzen.

Wie Sie lernen, Ihr Essverhalten zu entlarven

Checkliste: Echter Hunger oder emotionaler Appetit?

Frage	**Biologischer Hunger**	**Emotionaler Appetit**
Kommt der Impuls langsam?	Ja	Nein (plötzlich)
Würden Sie auch einen Apfel essen?	Ja	Nein
Verschwindet das Gefühl beim Ablenken?	Nein	Ja
Ist der Impuls situationsabhängig?	Nein	Ja
Haben Sie dabei Schuldgefühle?	Nein	Oft ja
Spüren Sie das Hungergefühl im Magen?	Ja	Eher im Kopf (»Ich brauche jetzt Schokolade!«)
Hält das Gefühl über längere Zeit an?	Ja	Nein, es kommt und geht in Wellen
Wird nach dem Essen Zufriedenheit erreicht?	Ja	Nein, oft bleibt ein »Loch« oder Unruhe

Bei biologischem Hunger hilft Essen. Bei emotionalem Appetit gibt es mehrere Möglichkeiten, damit umzugehen:

- Singen, lesen, Seilchen springen – alles, nur nicht essen.
- Sich tatsächlich sattessen, aber sich danach NICHT schämen oder ärgern.
- Sie machen sich wirklich ganz bewusst, worauf Sie emotionalen Appetit haben, und essen bewusst etwas, das Ihnen jetzt guttut. Dann ist das jetzt halt mal so. Meist erlischt der Appetit dann wie eine ausgeblasene Kerze.

Beobachten Sie sich – aber ohne Urteil.
Neugier hilft weiter als Scham.

Essen ist nicht das Problem – sondern das Signal. Wenn Sie verstehen, dass Ihr Essverhalten nicht die Ursache, sondern der Ausdruck eines inneren Ungleichgewichts ist, dann wird der Kampf überflüssig. Sie brauchen keine Disziplin, sondern Einsicht. Essen ist oft eine Form von Selbstfürsorge. Leider mit Nebenwirkungen. Doch sobald Sie erkennen, *was Sie eigentlich brauchen,* wird das Essen überflüssig – oder wieder genussvoll statt kompensatorisch.

Übung:

Was will ich wirklich?

Ziel: Klarheit darüber gewinnen, was sich wirklich hinter Ihrem Essimpuls verbirgt.

Nehmen Sie sich einen Moment Zeit, bevor Sie zur Schokolade greifen oder in die Küche laufen.

1. Halten Sie inne, und atmen Sie bewusst ein und aus.
2. Fragen Sie sich:
   - Was fühle ich gerade wirklich?
   - Was brauche ich stattdessen?
   - Wer oder was könnte mir das geben – außer Essen?
3. Schreiben Sie es auf. Nicht lang, einfach stichpunktartig.

Nehmen wir an, das Gefühl ist Frust über den Tag und das Bedürfnis Anerkennung.

Dann könnten Sie als Alternative zum Essen jemandem davon erzählen, sich selbst auf die Schulter klopfen oder ein Lied hören, das sie fröhlich stimmt.

Machen Sie daraus ein Ritual. Nach ein paar Tagen wird Ihr Körper lernen, dass es auch andere Wege gibt, sich sicher und versorgt zu fühlen.

Als ich ein junger Student war, sprach sich in meinem Freundeskreis schnell herum, dass ich nicht nur ein »Psychofritze« bin, sondern auch mit Hypnose experimentiere. Auf fast jeder Party wurde ich angesprochen: »Andreas, kannst du nicht machen, dass ich nicht mehr rauche? Dass ich besser in der Uni werde? Mehr Frauen kennenlerne?« Und der Klassiker: »Kannst du nicht machen, dass ich abnehme?«

Das fragte mich beispielsweise Lisa. Lisa war nicht dünn, aber auch nicht dick, also fragte ich, was denn los sei. Sie sagte: »Chips! Ich esse Chips. Wenn ich von der Arbeit nach Hause komme, mache ich sofort die Tüte auf und kann dann nicht mehr aufhören, bis sie leer ist.«

Alles klar, dachte ich und fragte: »Was sind Chips? Eine Hauptmahlzeit für Kinder? Nein. Chips sind ein Partygebäck.« Der Inbegriff von Freizeit, Freiheit und Mündigkeit. Ein Symbol, fast wie Zigaretten. Wenn die Eltern aus dem Haus waren, wurde der Fernseher oder die Musik laut gedreht – und die Chipstüte ging rum. Psychologisch betrachtet sind Chips also ein Rebellionssnack, ein knuspriges: »Jetzt bin ich erwachsen!«

Ich erklärte Lisa: »Wenn du nach Hause kommst, solltest du eigentlich Feierabend haben. Doch deine Eltern im Kopf finden genug zu meckern: ›Du könntest noch abwaschen, Müll rausbringen, Staub wischen und die Blumen gießen!‹ Und du? Du denkst: Lasst mich in Ruhe!, und stürzt dich auf den emotionalen Beweis deiner Eigenständigkeit. Weil das nicht wirklich funktioniert, futterst du die Tüte bis zum Grund leer und bist dann noch immer nicht befriedigt. Genau in diesem Stressmoment speichert der Körper unter Cortisoleinfluss brav Fett ein.«

Sie schaute mich mit großen Augen an, der Mund blieb offen stehen. Ich fuhr fort: »Wann immer du eine Chipsattacke bekommst, mach dir klar: Du bist eine junge, erwachsene Frau in deinem eigenen Reich. Die Pflichten erledigst du, wenn es wirklich nötig ist, nicht, wenn Mama das gern so hätte. Du darfst Feierabend machen. Und zwar ohne Chips als Beweisstück.«

Ich traf Lisa rund zehn Jahre später wieder. Sie sah super aus und sagte mir, dass sie seit damals nicht nur viel weniger Chips gegessen, sondern auch weniger geraucht hätte. Klar: Wer sich erwachsen fühlt, braucht keine Symbole mehr, um seine Mündigkeit zu beweisen.

Fett ist keine Krankheit, sondern ein biologischer Schutzmechanismus

Warum Ihr Körper klüger ist als jede Diät – und wie Sie ihm wieder vertrauen können …

Fett will schützen – nicht schaden

Ich weiß, dass ich mich damit wiederhole, aber es ist einfach so wichtig, das zu verstehen: Wir bauen selbst ganz gezielt und absichtlich unser Fett auf. Es »geschieht« nicht, wir sind kein »Opfer«, sondern der proaktive Gestalter unseres Fettgewebes. Das bedeutet: Wir können das genauso proaktiv wieder sein lassen. Ich habe Menschen erlebt, die aufgrund ihres hartnäckigen Übergewichtes so verzweifelt waren, dass sie sagten: »Wenn ich noch weitere zehn Kilo zunehme, dann bringe ich mich um!« Ob sie es ernst gemeint haben, weiß ich nicht, aber wenn Menschen von Übergewicht sprechen, dann oft mit einem Unterton von Scham und Versagen. Der Bauch wird zum Symbol der Schwäche, der Hüftspeck zur angeblichen Faulheit. Doch die Wahrheit ist: Fett ist ein Schutzprogramm, und zwar eines der genialsten, die unser Körper je entwickelt hat.

Fett schützt nicht nur vor Kälte. Es schützt uns auch vor innerer Instabilität, seelischem Schmerz oder emotionalem Mangel. Es ist buchstäblich unsere Reserve, körperlich wie psychisch. Wer fett ist, hat nicht versagt, er hat überlebt. Und das mit Bravour.

Die Hauptfunktionen von Körperfett

Fett ist ein Multitalent, es:

- ☞ speichert Energie für Notzeiten (Adiposocyten = biologische Akkus).
- ☞ isoliert gegen Kälte und physische Erschütterung.
- ☞ schützt Organe wie Leber, Nieren und Darm.
- ☞ produziert Hormone (z. B. Leptin zur Appetitkontrolle).
- ☞ puffert emotionale und chemische Stressreize ab.

In der Tiefe erfüllt Fett auch eine symbolische Funktion: »Ich halte etwas fest, das ich noch nicht loslassen kann.« Außerdem sehen Ihre Mitmenschen, wie Sie aussehen. Egal, wie sehr Sie Ihre Figur kaschieren oder gar zur Schau stellen: Man nimmt Sie wahr und entscheidet, ob man Sie mit Samthandschuhen anfasst, mobbt, begrapscht oder meidet. Wenn Sie abnehmen, ändert sich das. Das heißt nicht, dass Dünne immer in Sicherheit sind. Aber Übergewichtige sind es ganz sicher nicht, weil man ihnen die Unsicherheit ansieht.

Die Psychosomatik des Übergewichts

Der Körper zeigt, wie wir uns fühlen.

Wenn Sie »zunehmen«, obwohl Sie nicht mehr essen – dann »nimmt« nicht der Körper zu, sondern die Notwendigkeit für den Körper, sich zu schützen.

Fragen wie die folgenden bringen oft mehr Erkenntnis als jede Kalorientabelle:

- Vor wem oder was will ich mich abgrenzen?
- Was hat mich innerlich so verletzt, dass ich mehr Raum brauche?
- Welche Leere versuche ich, nach außen hin zu polstern?

Fallbeispiel:

Viola oder »Macht macht schlank!«

Viola, 24, hatte schon als Kind das zweifelhafte Vergnügen gehabt, im Rampenlicht zu stehen – allerdings nicht wegen einer Hauptrolle im Schultheater, sondern wegen ständiger Hänseleien. Die dicke Brille, die biedere Kleidung der Oma, das unsichere Auftreten, all das machte sie in der Schule zum bevorzugten Opfer. Ihr Selbstwertgefühl wuchs also nicht, ihr Körpergewicht hingegen schon.

Als sie Jahre später mit 110 Kilo zu mir ins Coaching kam, war der Grund nicht die Waage, sondern die Arbeit: Ihr Unternehmen plante drastische Umstrukturierungen. Gerüchte über Entlassungen machten die Runde, und Viola – ohnehin überzeugt, dass man sie mobbt – fühlte sich wie auf der Abschussliste.

Im Coaching zeigte sich: Der eigentliche Stress war nicht der drohende Jobverlust, sondern die alten Wunden aus Kindertagen. In einer Traumreise erkannte sie, dass die Hänseleien ihrer Mitschüler nichts anderes waren als verzweifelte Ventile streng erzogener Kinder, die jemanden brauchten, auf den sie ihre eigene Ohnmacht projizieren konnten. Mit dieser Erkenntnis verlor das Mobbing im Büro seinen Schrecken.

Das nennt man in der Psychologie Generalisierung: Unser Gehirn knüpft aktuelle Situationen an alte Erfahrungen. Ein Chef erinnert an den strengen Vater, eine Polizistin an die kritische Mutter, ein Kollege an den Sportlehrer. Erkennt man diesen Mechanismus, verliert er sofort an Macht.

Für Viola war das eine Befreiung. Sie verstand: Die vermeintlichen Mobber im Büro waren keine Übermenschen, sondern genauso verunsichert wie sie selbst – sie hatten schlicht Angst, den Job zu verlieren. Diese neue Sichtweise machte sie stark, selbstsicher und strahlend. Bald wurde aus der Außenseiterin eine Frau, die im Team Respekt gewann und beruflich sogar rasch aufstieg.

Das Überraschende: Ohne dass wir über Ernährung oder Abnehmen auch nur ein Wort verloren hätten, verlor Viola in vier Monaten 15 Kilo. Einfach, weil sie sich frei fühlte. Sie hatte keine Angst mehr – und damit auch keine Verwendung mehr für Fett.

Übrigens ...

Falls Sie glauben, nur Sie hätten Angst vor Zurückweisung – weit gefehlt! Fast jeder Mensch kennt dieses Grundgefühl. Wir alle sind mit Ablehnung erzogen worden: Die einen nagen deshalb an den Fingernägeln, die anderen reden leise, manche werden zu Perfektionisten oder klammern sich an Regeln. Und dann gibt es noch die laut polternden Choleriker – deren Wut nichts anderes ist als eine Maskerade für die Angst, bei sachlichen Diskussionen unterlegen zu sein.

Merken Sie sich: Hunde, die bellen, haben Angst, selbst gebissen zu werden. Wer das durchschaut, braucht weder Angst vor Kritik noch Angst vor Fett zu haben.

Ein Wort zur Attraktivität

(Selbst-)Vertrauen ist anziehend.

Wenn man das Wort *attraktiv* hört, denken viele automatisch an schlank, wohlgeformt und makellos. 90–60–90, Waschbrettbauch, Modelmaße. Doch das ist ein Missverständnis. Der Ursprung des Wortes »attraktiv« liegt im Lateinischen *attrahere* – und das bedeutet nichts anderes als »anziehen«. Attraktivität hat also nicht mit Zentimetern, Kalorien oder Kilos zu tun, sondern mit Anziehungskraft.

Und genau diese Anziehungskraft funktioniert weit weniger nach Maßband, sondern vielmehr nach Gefühlen. Was in einer Kultur als »ideal« gilt, ist in einer anderen bestenfalls kurios: Bauchtänzerinnen in arabischen Ländern gelten als Inbegriff weiblicher Schönheit – üppige Kurven inklusive. In Japan stehen Sumo-Ringer als Symbol für Kraft, Respekt und Männlichkeit hoch im Kurs. Auch bei den mexikanischen Maya würde man sich eher Sorgen machen, wenn eine Frau spargeldünn wäre. Dazu gibt es übrigens ein sehr erhellendes Buch mit dem Titel *Du bist gut so, wie du bist* der kanadischen Psychologin Dr. Catherine Senécal. Wer also glaubt, Attraktivität sei gleichbedeutend mit Schlankheit, sitzt einem gewaltigen kulturellen Irrtum auf.

Entscheidend für Anziehung ist nicht der Bauchumfang, sondern der Öffnungsgrad der Pupillen. Klingt banal, ist aber neurobiologisch höchst spannend: Pupillen reagieren nicht nur auf Licht, sondern auch auf Emotionen. Sind wir entspannt, offen, voller Vertrauen, weiten sie sich. Wir sehen wortwörtlich mehr Licht und wirken zugleich selbst heller, strahlender, einladender.

Sind wir dagegen angespannt, kontrollierend oder ängstlich, ziehen sich die Pupillen zusammen. Unser Blick wird schmal, hart, misstrauisch. Und genau das macht unattraktiv. Niemand fühlt sich wohl, wenn er ständig von prüfenden Schlitzen gemustert wird.

Ein humorvolles Beispiel sind die sogenannten »Anti-Baby-Brillen« – jene schmalen, streng wirkenden Gestelle, die den Blick verengen und signalisieren: »Ich sehe dich schon, Freundchen, du kannst mich nicht täuschen.« Natürlich schützen solche Brillen nicht vor Schwangerschaft, aber sie verhindern durchaus das Flirten. Denn Attraktivität bedeutet Offenheit, nicht Kontrolle.

Attraktiv ist, wer Vertrauen ausstrahlt. Und Vertrauen beginnt bei uns selbst. Selbstvertrauen sendet die Botschaft: »Ich bin okay, du darfst näherkommen.« Misstrauen hingegen sagt: »Ich kontrolliere dich lieber, bevor du mir zu nahe kommst.« Und Kontrolle macht einsam.

Deshalb gilt: Nicht Schlanksein macht attraktiv, sondern Selbstvertrauen. Wer sich wohl in seiner Haut fühlt, zieht andere an – unabhängig davon, ob er 60, 80 oder 120 Kilo wiegt. Ausstrahlung ist der wahre Magnet. Noch spannender ist der Zusammenhang in die andere Richtung: Wer Selbstvertrauen entwickelt, wird oft automatisch schlanker. Denn Selbstvertrauen reduziert Stress, und weniger Stress bedeutet weniger Cortisol, das berüchtigte Fettspeicherhormon. Wer sich mag, braucht keine Schutzschicht. Wer sich vertraut, muss nicht mit Fettpolstern polstern.

So schließt sich der Kreis: Attraktivität ist nicht das Ergebnis von Schlankheit – Schlankheit ist oft das Ergebnis von Attraktivität, nämlich von gelebtem Selbstvertrauen.

Komm näher!

Nicht die Maße 90–60–90 machen attraktiv. Auch kein Fitnessstudio-Abo oder Diätplan. Attraktivität ist die Summe aus Selbstvertrauen und Fremdvertrauen. Es ist die innere Botschaft: »Komm näher, ich habe nichts zu verbergen. Ich vertraue dir, und deshalb darfst du mir vertrauen.«

Und genau das macht unwiderstehlich. Egal, ob Bauchtänzerin oder Manager, ob Sumo-Ringer oder Studentin – Attraktivität ist die Einladung, die wir ausstrahlen.

Oder um es in einem Satz zu sagen: Nicht Schlanksein macht attraktiv, sondern die Haltung, die sagt: Komm näher!

Kleine anekdotische Anmerkung: Tiramisu, die köstliche italienische Spezialität aus Eiern, Mascarpone, Kaffee und Löffelbiskuit, heißt auf Italienisch ja *tira mi su,* also: »Zieh mich an dich!« Ausgerechnet diese Speise übt eine solche Anziehungskraft aus – vermutlich wie derjenige, der sie genießt, sie wohl oftmals gern hätte.

Hormone und Neurotransmitter – die unsichtbaren Regisseure

All you need is love.

Wieder zurück zum Abnehmen. Wenn Sie glauben, Ihr Gewicht hätten Sie allein mit »Essen und Bewegung« im Griff, dann unterschätzen Sie die wahren Strippenzieher im Hintergrund: Ihre Hormone und Ihre Neurotransmitter. Diese biochemischen Minichefs sind launischer als eine Filmdiva in der Theatergarderobe und dabei weit mächtiger als jeder Fitnessplan.

Ich bin der festen Ansicht, dass sich sämtliche ärztliche Diagnosen von chronischen Krankheiten ursächlich auf psychosozialen Stress durch fehlende soziale Zugehörigkeit reduzieren lassen. Äußere Umstände hauen uns eigentlich gar nicht so schnell um, denn wir Menschen sind Weltmeister der Anpassung. Wir existieren in sibirischer Kälte, in der Sahara, in den Hochhäusern von New York und Peking oder auch mit Zeitungen bedeckt auf den Straßen davor. Es gibt uns in Fischerdörfern und auf der Schweizer Alm. Wir können fliegen, tauchen, Opernarien trällern und Sudoku lösen – aber wir haben eine entscheidende Schwachstelle: Wir brauchen soziale Zugehörigkeit.

Haie, Krokodile oder Amöben können ohne Liebe überleben, wir nicht. Das Gefühl, von den Menschen, von denen wir uns im Werturteil abhängig fühlen, nicht geliebt zu werden, ist unser Kryptonit. Doch leider werden wir in der Regel von genau denen nicht geliebt, sondern erzogen – und das erzeugt Stress.

Und genau hier setzt die Biochemie an: Fühlt sich ein Mensch bedroht, nicht anerkannt oder von Kritik überrollt, dann fluten Stresshormone den Körper. Es sind quasi die eigenen Eltern im Kopf, die uns eines Tages krank machen und sogar töten können.

Stresshormone – Mathelehrer mit Rotstift

Egal, was Sie erleben, zu sich nehmen, einatmen, sehen, schmecken, hören, riechen und fühlen: Treffen Stresshormone mit weiteren Botenstoffen zusammen, verändert sich die gesamte körperliche Reaktion. Ob Blütenpollen, Katzen-, Hunde- oder Pferdehaare, Hausstaubmilben, Sex, Schokolade oder, wie bei der verstorbenen Altkanzlergattin Hannelore Kohl, sogar Licht – alles noch so Harmlose kann Sie krank machen, wenn Stresshormone und ein unverhältnismäßig hoher Anteil an Histaminen (sie werden durch Säurebildner begünstigt) im Spiel sind. Dabei sind es letzten Endes Sie selbst, genauer Ihre eigenen Emotionen, was Sie immer wieder krank macht! Stresshormone sind wie ein negatives Vorzeichen in einer mathematischen Gleichung. Alles unter diesem Vorzeichen wird ins Negative verkehrt.

- Blütenpollen? Mit Stress im Blut = Allergie.
- Schokolade? Mit Stress im Bauch = Hüftgold.
- Kritik vom Chef? Mit Stress im Kopf = Migräne.

Bereits 1936 beschrieb Hans Selye die physiologischen Folgen von Stress. Und Richard Lazarus formulierte in den 1950er-Jahren klar: Stress ist kein Ereignis, sondern eine Bewertung. Der eine findet Heavy Metal entspannend, der andere hält es für Körperverletzung. Der eine liebt Heimatfilme, der andere fürchtet sich davor mehr als vor jedem Horrorstreifen.

Merksatz: Stress ist kein Fakt, Stress ist die subjektive Interpretation.

Vitalität = Entfaltung minus Widerstand

Wir sind gar nicht so unberechenbar, wie wir glauben.

Es klingt zunächst nüchtern, beinahe wie eine Formel aus dem Physikunterricht. Doch in ihr steckt eine menschliche Revolution: Lebenskraft = Entfaltung – Widerstand.

Das bedeutet nichts Geringeres, als dass der Mensch alles erträgt – Krankheit, Armut, Einsamkeit, Übergewicht, Schmerz –, solange er nur eines nicht ertragen muss: die

Blockade seiner Persönlichkeit. Die größte Angst des Menschen ist nicht Hunger oder Tod, sondern das Gefühl, an der eigenen Entfaltung gehindert zu werden.

Genau hier liegt die Sensation: Alle Probleme, die wir haben, sind unterbewusst nur das kleinere Übel! Jedes Symptom, jede Sucht, jedes Leiden ist ein Kompromiss unseres Unterbewusstseins, um wenigstens ein Stück Selbstverwirklichung zu retten.

- ☞ Menschen ertragen Schmerzen, aber nicht, ihre Würde zu verlieren.
- ☞ Sie akzeptieren Übergewicht, wenn es ihnen Schutz oder Unabhängigkeit symbolisiert.
- ☞ Sie nehmen Streit, Burn-out oder gar Krankheit in Kauf – Hauptsache, sie müssen nicht klein beigeben, nicht gehorchen, nicht sich selbst verleugnen.

Vitalität entsteht also nicht aus perfekten Umständen oder Ressourcen. Ein körperlich schwer beeinträchtigter Mensch kann voller Lebensfreude sein, wenn er sich entfalten darf. Gleichzeitig kann ein kerngesunder Manager am Widerstand seiner unterdrückten Wünsche zerbrechen. *Nicht die Ressource zählt, sondern die Entfaltung.*

Widerstand – in Form von Erwartungsdruck, Angst oder Schuldgefühlen – frisst Lebenskraft auf. Und weil das Unterbewusstsein uns immer unsere Selbstverwirklichung schützen will, sucht es Umwege: Fettpolster als Schutzschild, Suchtmittel als Puffer, Aggression als Notventil. Das sind keine »Dummheiten«, sondern intelligente Notlösungen – immer noch besser als das Gefühl, völlig blockiert zu sein.

So erklärt sich, warum Menschen scheinbar »irrationale« Dinge tun: Warum jemand raucht, obwohl er weiß, dass es krank macht. Warum jemand isst, obwohl er längst satt ist. Warum jemand trotz Schmerzen weiterarbeitet. Es ist immer der Deal: Lieber dieses Problem als das größere Problem: sein Selbst nicht leben zu dürfen.

Diese Erkenntnis sprengt alte Sichtweisen. Krankheiten sind nicht »Fehler«, Übergewicht kein Mangel an Disziplin, Burn-out kein individuelles Versagen. Es sind intelligente Strategien, das kleinere Übel zu wählen. Und genau deshalb ist Heilung möglich: Wenn wir den Widerstand senken, wenn wir uns erlauben, wir selbst zu sein, fällt das kleinere Übel weg – und mit ihm das Symptom.

Die Formel ist also kein theoretisches Gedankenspiel, sondern ein Schlüssel: Verstehen wir, dass jedes Problem nur ein Kompromiss der Psyche ist, können wir Stress und Symptome an der Wurzel packen. Vitalität entsteht, wenn wir uns entfalten dürfen – nicht, wenn wir kämpfen, sondern wenn wir den Widerstand aufgeben.

Letztlich bedeutet das auch, dass wir Menschen alles erreichen, was uns absolut wichtig ist. Was wir nicht erreichen, war uns nicht ganz so wichtig. Wenn wir für unser Ziel nicht alles in Kauf nehmen, wenn wir Kompromisse machen, wenn wir Befürchtungen oder Angst vor Konsequenzen haben, dann programmieren wir den emotionalen Autopiloten und erreichen damit präzise: NICHTS. Wir vermeiden mit Erfolg das Scheitern, aber auch das Gewinnen. Also weg mit Befürchtungen und Kontrolle.

Wenn ein Ziel Sie so begeistert, dass Sie nachts davon träumen – dann erreichen Sie es eines Tages wie im Schlaf!

Totstellen, zuschlagen, flüchten oder … verstehen!

Das ist die Frage aller Fragen in der Konfliktforschung: Wie gehen wir am besten mit einer Bedrohung um? Wenn der Chef wieder mit hochrotem Kopf durchs Büro stapft, wenn der Partner zum berühmten »Muss das sein?« ansetzt oder wenn die Schwiegermutter ihr Gesicht zum Prüfmuster zusammenzieht ... Was tun?

Die Natur hat uns drei klassische Strategien ins Gepäck gelegt:

Totstellen

»Wenn ich mich ganz still verhalte, bemerkt der Tiger (oder der Abteilungsleiter) mich vielleicht nicht.« Dieses Muster funktioniert im Tierreich hervorragend. Ein Opossum, das sich totstellt, wird vom Angreifer oft verschont. Für uns Menschen aber hat es den Nachteil, dass wir danach weiterhin mit denselben Problemen konfrontiert sind, nur dass sie sich inzwischen vergrößert haben. Wer den Mund nicht aufmacht, wird zwar nicht gefressen, aber innerlich gärt der Ärger. Und dieses Gären macht buchstäblich sauer – biochemisch wie emotional.

Zuschlagen

Verbal oder nonverbal. Im Tierreich eine probate Lösung: Wer kräftig zurückbeißt, verschafft sich Respekt. Im menschlichen Alltag sorgt diese Variante eher dafür, dass Beziehungen und Karrieren schneller platzen als eine schlecht gekühlte Bierflasche im Hochsommer. Denn: Wer jedes Mal explodiert, wenn er sich bedroht fühlt, verbrennt nicht nur Kalorien, sondern auch Sympathiepunkte.

Flüchten

Sei es durch Schweigen, durch Rückzug, Arbeit bis zum Umfallen oder durch den berühmten Sprint zum Kühlschrank. Flucht hat den Vorteil, dass sie erst einmal beruhigt. Man ist weg von der Stressquelle, allerdings nicht wirklich. Die

Probleme warten nämlich geduldig. Und wenn wir immer wieder fliehen, laufen wir am Ende nicht vor dem Problem, sondern vor uns selbst davon.

Das Problem: Keine dieser Varianten ist langfristig gesund. Totstellen macht passiv, Zuschlagen macht einsam, Flucht macht dick. Doch es gibt eine vierte, viel genialere, allerdings wohl nur dem Menschen offenstehende Möglichkeit: das Verstehen und Akzeptieren der Gefahr, ihrer Ursache und ihrer Lösung.

Stress macht dick – aber nur, wenn er unverdaut bleibt

Viele Menschen tragen ihr Übergewicht nicht, weil sie Kalorien so lieben, sondern weil sie Konflikte meiden. Sie klären nicht, sie fragen nicht, sie setzen sich nicht auseinander, sondern sie »fressen den Kummer in sich hinein«.

Das funktioniert wie folgt: Der Kollege übergeht Sie bei einer wichtigen Präsentation? Abends wird die gelieferte Pizza direkt aus dem Karton gegessen. Der Partner kritisiert, dass Sie schon wieder spät dran sind? Zack, Schokolade. Die Schwester ruft an und jammert über die ungerechte Verteilung des Familienerbes? Na, dann gleich die ganze Tafel.

Das limbische System, also der Teil des Gehirns, der für Emotionen und Urinstinkte zuständig ist, will in solchen Momenten Sicherheit. Früher war das praktisch: Bei Bedrohung speicherte der Körper Energie in Form von Fett – für schlechte Zeiten. Heute allerdings ist die »schlechte Zeit« kein Säbelzahntiger, sondern der Abteilungsleiter oder der unfreundliche Nachbar oder die Schwester. Der Körper reagiert trotzdem mit denselben Mechanismen. Essen wird zum Ersatz für Sicherheit, Nähe und Trost.

Stress wird durch Essen nicht gelöst, sondern konserviert – in Form von Fettzellen. Und das wiederum erzeugt neuen Stress. Ein Teufelskreis, der erst durchbrochen werden kann, wenn wir lernen, Konflikte nicht zu schlucken, sondern zu verstehen.

Warum Verstehen heilt

Die bessere Alternative lautet: Fragen statt Fressen. Wer Fragen stellt, erfährt oft Überraschendes:

- »Wie hast du das gemeint?«
- »Warum ist dir das so wichtig?«
- »Was wünschst du dir von mir?«

Allein schon durch Nachfragen nehmen wir Druck heraus. Denn in über 70 Prozent aller Konflikte liegt kein böser Wille vor, sondern ein Missverständnis. Unser Gehirn neigt dazu, Dinge zu interpretieren: »Mein Chef lehnt meine Idee ab – er hält mich für unfähig!« In Wahrheit hatte er vielleicht nur Kopfschmerzen oder einen schlechten Tag.

Die Konfliktforschung ist sich einig: Ein Großteil der Spannungen lässt sich entschärfen, wenn man die Perspektive des anderen versteht. Der Rest löst sich erstaunlich oft in Luft auf, wenn man Humor einsetzt. Und ganz nebenbei: Wer klärt statt kaut, reduziert die Ausschüttung von Stresshormonen, senkt den Cortisolspiegel und gibt seinem Körper die Chance, Ballast loszulassen.

Warum haben wir solche Angst vor Konfliktgesprächen?

Ein Grund liegt tief in unserer Kindheit. Viele von uns haben gelernt: Wer widerspricht, macht Ärger. Wie oft haben wir als Kinder Sätze gehört wie:

- »Schluss jetzt – keine Widerworte!«
- »Wenn Erwachsene reden, hast du still zu sein!«
- »Stell dich nicht so an, das ist doch gar nicht so schlimm!«

Damit wurde uns beigebracht: Deine Argumente sind unerwünscht, deine Gefühle sind überflüssig, deine Stimme ist störend.

Das Ergebnis: Wir lernen sehr früh, dass Abgrenzen oder Nachfragen riskant ist. Statt unsere Sicht der Dinge einzubringen, machen wir den Mund zu und glauben irgendwann, das sei Tugend. So entsteht die innere Überzeugung: »Wer Konflikte anspricht, ist böse, respektlos oder schwierig.«

Als Erwachsene tragen wir dieses Muster weiter. Anstatt Dinge zu klären, schweigen wir. Wir befürchten Katastrophen, wenn wir den Mund aufmachen: Streit, Ablehnung, Liebesentzug. Also halten wir lieber still – und kompensieren den Druck mit Schokolade, Chips oder Pizza.

Mit anderen Worten: Wir kauen lieber Kalorien als Konflikte.

Doch genau hier liegt das fatale Missverständnis. Konflikte klären ist nicht böse – es ist gesund. Wer heute lernt, Fragen zu stellen und Missverständnisse aufzulösen, bricht mit der alten Programmierung aus Kindertagen. Statt Schokolade gegen Stress hilft ein Gespräch. Statt Fettpolster wächst Selbstvertrauen.

Verzeihen: der Königsweg

Manchmal geht es aber nicht ums Klären, sondern ums Verzeihen. Denn nicht jede Geschichte lässt sich nachträglich diskutieren. Manche Verletzungen liegen weit zurück, manche Täter sind nicht mehr greifbar – und manche würden ohnehin alles abstreiten.

Verzeihen bedeutet nicht, dass wir das Verhalten gutheißen. Es bedeutet vielmehr: »Ich entziehe dir die Macht über meine Gefühle.« Solange wir an Wut und Groll festhalten, läuft in unserem Körper ein unsichtbarer Cortisol-Dauerstrom. Verzeihen ist der einzige Weg, diesen Strom zu unterbrechen.

Wissenschaftlich ist belegt: Menschen, die verzeihen, haben einen niedrigeren Blutdruck, stabilere Nerven, weniger depressive Symptome – und tatsächlich auch ein geringeres Risiko für Übergewicht. Denn wo kein Stress, da kein Notfallfett. Verzeihen ist also keine moralische Pflicht, sondern eine hocheffiziente Gesundheitsstrategie.

Fallbeispiele:

Claudia und die missverstandene Kollegin

Claudia, 39, fühlte sich von einer Kollegin ständig kritisiert. Jeder Kommentar kam ihr wie ein Angriff vor. Der automatische Reflex: Ärger runterwürgen und die Schokolade gleich mit. In einer Coachingsitzung stellte sich heraus: Die Kollegin war gar nicht bösartig, sondern unsicher – und versuchte, durch Kritik ihre eigene Wichtigkeit zu betonen. Als Claudia das verstand und ihre Kollegin direkt fragte, veränderte sich die Situation schlagartig. Die »Angreiferin« war in Wahrheit eine verängstigte Mitspielerin. Seitdem braucht Claudia keine Schokolade mehr als Schutzschild.

Thomas, der brummige Ehemann

Thomas, 45, brachte seine Frau zur Verzweiflung. Wann immer sie etwas Neues ausprobierte – Sport, Ernährung, Weiterbildung –, kommentierte er trocken: »Ach, das hältst du doch eh nicht lange durch.« Seine Frau fühlte sich abgewertet, unverstanden, blockiert. Der Kühlschrank wurde ihr Zufluchtsort. Erst als sie Thomas fragte, warum er sie ständig kritisiere, kam die Wahrheit ans Licht: Er hatte schlicht Angst, sie könne sich verändern und ihn irgendwann verlassen. Das war kein Angriff, sondern eine unbeholfene Liebeserklärung. Als beide das verstanden, verschwand der ständige Spott – und mit ihm der nächtliche Heißhunger.

Fazit

Totstellen, zuschlagen, flüchten – das sind Programme aus der Steinzeit. Sie funktionieren kurzfristig, aber sie machen langfristig krank, unzufrieden und schwer.

Wir sind jedoch keine Höhlenmenschen mehr. Wir sind Wesen mit Sprache, Humor, Reflexion und der Fähigkeit, Konflikte bewusst zu klären. Die vierte Möglichkeit heißt: Verstehen.

Fragen statt fressen. Klären statt kauen. Zuhören statt zuschlagen. Und manchmal: verzeihen statt verdrängen.

Ihr Körper dankt es Ihnen – nicht nur mit weniger Stresshormonen, sondern auch mit weniger Polstern auf den Hüften.

Kleiner Exkurs: Finger weg von rhetorischen Fragen!

Sag, was du möchtest, sonst bekommt es ein anderer.

Es gibt Fragen, die gar keine sind. Sie tragen zwar ein Fragezeichen am Ende, aber sie wollen keine Antwort. Sie wollen eine Watsche. Nur ohne Hand. Das nennt man rhetorische Fragen.

Beispiele gefällig?

- »Muss das denn sein?«
- »Wie kann man nur so dumm sein?«
- »Warum machst du das denn schon wieder?«

Klingt wie Interesse, ist aber ein vollstrecktes Urteil. Das Fragezeichen ist nur Tarnung. Ehrlicher wäre es, wenn der Fragende gleich eine Ohrfeige verteilen würde – das wäre immerhin mutig. Rhetorische Fragen dagegen sind feige. Sie sind der verbale Baseballschläger für diejenigen, die sich nicht trauen, klar zu sagen, was sie wirklich denken. Rhetorische Fragen sind fies, denn sie sind nicht dazu da, Information zu bekommen, sondern um Macht auszuüben. Der Fragende will keine Antwort, er will Wirkung. Er will Sie kleinmachen, lenken, beschämen oder zum Schweigen bringen. »Warum bist du schon wieder zu spät?« ist nicht die neugierige Suche nach einem Fahrplan – es ist ein Urteil: *Du bist unzuverlässig, und ich will dich spüren lassen, dass ich es gemerkt habe.*

Psychologisch betrachtet, ist das Ausdruck von Ohnmacht. Wer rhetorische Fragen stellt, hat keine saubere Strategie, um Bedürfnisse zu äußern. Er traut sich nicht zu sagen: »Es stört mich, dass du zu spät bist, weil mir Pünktlichkeit wichtig ist.« Stattdessen verpackt er seine Kritik in eine Pseudo-Frage, die eine Antwort blockiert.

Ihr Gegenmittel lautet: Machen Sie eine echte Frage daraus!

Hier kommt der Trick: Beantworten Sie rhetorische Fragen so, als wären es echte Fragen. Das entwaffnet den Angreifer sofort.

Frage: »Muss das denn sein?«

Antwort: »Ja selbstverständlich – sonst hätte ich es doch nicht getan.«

Frage: »Warum machst du das denn schon wieder?« Antwort: »Weil es sich für mich bewährt hat. Möchtest du wissen, warum?«

So passiert etwas Wunderbares: Der Fragesteller wird gezwungen, in den Dialog einzusteigen. Plötzlich gibt es keine Einbahnstraße mehr, sondern eine Gesprächssituation. Sie nehmen ihm die Möglichkeit, Sie zu entwürdigen – und eröffnen ihm die Möglichkeit, wirklich mit Ihnen zu reden.

Helfen Sie dem Frager, seine Angst zu verlieren, denn machen wir uns nichts vor: Rhetorische Fragen sind meist Angstfragen. Der Fragesteller hat Angst vor direktem Konflikt, Angst davor, seine Meinung klar zu äußern und mit Widerstand zu rechnen. Also tarnt er sie als Frage.

Wenn Sie nun cool, freundlich und sachlich bleiben, passiert zweierlei:

1. Sie bleiben souverän.
2. Sie zeigen dem anderen, dass er keine Angst vor Ihnen haben muss.

Das wirkt wie eine kleine Kommunikations-Therapie. Der Frager merkt: »Aha, hier kann ich meine Meinung offen sagen, ohne dass ich ausgelacht oder abgelehnt werde.« Rhetorische Fragen sind Angriffe auf Ihre Würde. Ein rhetorisches »Wie kann man nur so blöd sein?« trifft nicht Ihr Verhalten, sondern Ihre Person. Es will Ihnen den Boden unter den Füßen wegziehen. Genau deshalb ist es so wichtig, sich nicht darauf einzulassen.

Denn jedes Mal, wenn Sie stillschweigend schlucken, verlieren Sie ein Stück Selbstachtung. Jedes Mal, wenn Sie aber souverän antworten, gewinnen Sie Selbstvertrauen hinzu.

Üben Sie sich in der Kunst, cool zu bleiben

Jede Frage verdient eine Antwort.

Bleiben Sie, wenn Ihnen eine rhetorische Frage um die Ohren gehauen wird, ganz Sie selbst. Keine Wut, keine spitze Retourkutsche – einfach ein klares, sachliches, fast humorvolles »Ja«. Oder: »Das ist eine gute Frage, ich erkläre es dir gern.«

So zeigen Sie, dass Sie nicht manipulierbar sind. Sie bleiben innerlich stabil, auch wenn der andere versucht, Sie ins Wanken zu bringen.

Und nebenbei entsteht ein schöner Nebeneffekt: Man wird Ihnen bald keine rhetorischen Fragen mehr stellen. Warum? Weil es keinen Spaß mehr macht. Wer einen Blitzableiter sucht, sucht sich nicht den Menschen aus, der die Blitze freundlich in Licht verwandelt.

Rhetorische Fragen sind die feigen Brüder der Ohrfeige. Sie wollen nicht wissen, sie wollen verletzen. Nehmen Sie ihnen die Waffe aus der Hand, indem Sie sie ernst nehmen. Beantworten Sie sie, als wären sie echt.

Damit entlarven Sie die Spielchen, schützen Ihre Würde – und helfen dem Fragenden sogar noch, ehrlicher zu werden.

Denn Attraktivität – und darum geht es letztlich in jeder Kommunikation – kommt nicht von Härte oder Kontrolle, sondern von Selbstvertrauen. Und das strahlen Sie aus, wenn Sie zeigen: Ich lasse mich nicht kleinmachen. Ich bleibe ich.

Leitsatz:
Gib anderen keine Macht über deine Gefühle.

Wer Sie auf die Palme bringen kann, hat Sie schon am Wickel. Also: Bleiben Sie cool! Mobbing, Sticheleien oder emotionale Erpressung funktionieren nur, wenn Sie innerlich mitspielen. Wer ruhig bleibt, entzieht dem Gegner die Bühne – und der Mobber steht plötzlich allein im Scheinwerferlicht, peinlich berührt vom eigenen Auftritt. Souveränität wirkt wie Teflon: Nichts bleibt hängen, schon gar kein Giftpfeil. Und das Beste daran? Gelassenheit macht attraktiv! Während Ihr Gegner noch schäumt, fragen sich die Umstehenden: »Wie machst du das nur?« – und Sie kassieren stillen Respekt. Also: Atmen Sie, lächeln Sie, und lassen Sie den anderen in seiner eigenen Suppe kochen. Wer die eigenen Gefühle steuert, spielt in einer ganz anderen Liga. Psychologen nennen das »Selbstwirksamkeit«. Ich nenne es: **die hohe Kunst, cool zu bleiben, während andere sich emotional die Zähne an Ihnen ausbeißen.**

Adrenalin & Co. – das Hormon-Orchester

Hormone – unsichtbar fürs Auge,
aber in der Wirkung oho!

Adrenalin ist das berühmte Notfall-Turbohormon. Praktisch, wenn der Tiger vor Ihnen steht. Weniger hilfreich, wenn es nur der Steuerbescheid ist.

Noradrenalin fokussiert die Aufmerksamkeit und ist ideal im Examen, aber auch der Grund, warum man in Panik kein Passwort mehr weiß.

Cortisol ist Ihr körpereigenes Dauer-Notfallmedikament. Hilft kurzfristig, Energie zu mobilisieren und Wasser zu speichern. Chronisch ausgeschüttet sorgt es jedoch zuverlässig für Bauchfett, Bluthochdruck und schlechte Laune.

Kein Wunder also: Wer dauerhaft unter Strom steht, speichert Fett. Nicht aus Faulheit, sondern aus biochemischer Vorsicht.

Ihre Drüsen sind wie Fabrikarbeiter:

- ☞ Die Nebennieren sind Ihre Feuerwehr: ständig auf Alarm.
- ☞ Die Schilddrüse ist der Betriebsleiter für Tempo – sie kann Sie in den Turbo schalten oder auf Sparflamme runterdimmen.

- ☞ Die Bauchspeicheldrüse ist Ihr Zuckerbuchhalter. Wenn sie wegen Schuldgefühlen blockiert, heißt das »Typ-2-Diabetes«.
- ☞ Die Thymusdrüse ist Ihr Sicherheitsdienst. Klopfen Sie sich wie ein Gorilla auf die Brust – schon wappnen Sie Ihr Immunsystem.

Jede Drüse hat ihren Job. Doch wenn das limbische System – Ihr emotionaler Alarm – ständig Sirenen schrillen lässt, laufen diese Hormonschmieden heiß, bis sie streiken.

Chronischer Stress senkt den pH-Wert im Körper. Das macht anfällig für Infekte, fördert Osteoporose, Karies und sogar Tumoren. Nicht der Schokoriegel selbst ist das Problem, sondern das schlechte Gewissen danach.

Stress plus Schuldgefühle ist eine perfekte Rezeptur für Übersäuerung. Und diese Übersäuerung entzieht dem Körper Mineralien wie Kalzium. Das Ergebnis: brüchige Knochen, schlechte Zähne und langfristig ein geschwächtes Immunsystem. Zum Glück hat unser Körper Gegenspieler: Serotonin, Dopamin, Oxytocin, Endorphine. Sie sind die eigentlichen »Schlankmacher«. Denn sie senken Stress, machen zufrieden und verhindern, dass wir unsere Probleme mit Schokolade zu lösen meinen.

Der Münchner Facharzt für psychosomatische Medizin und Psychotherapie Dr. Josef Zehentbauer schrieb in seinem Buch *Körpereigene Drogen:* »Die milliardenschweren Gewinne der Pharmaindustrie würden auf ein klägliches Maß schrumpfen, wenn jeder Mensch sich bewusst wäre, dass er selbst – gewissermaßen kostenlos – in seinem Körper valiumähnliche körpereigene Drogen mobilisieren kann.«

Das klingt nicht nur schön, es ist auch wissenschaftlich korrekt: Unser Gehirn kann in Sekundenbruchteilen Glückshormone ausschütten, wenn wir lachen, uns geborgen fühlen oder uns bewegen.

Fazit
Ihre Biochemie liebt Frieden. Hormone und Neurotransmitter sind keine Feinde, sie sind wie Kinder. Sie benehmen sich nur dann daneben, wenn sie unter Druck gesetzt werden.

Die Lösung ist deshalb verblüffend einfach: Leben Sie in Übereinstimmung mit sich selbst, reduzieren Sie Erwartungsdruck, pflegen Sie Humor und Freude.

Denn sobald Ihr Gehirn keine Alarmsirenen mehr hört, produziert es Glückshormone statt Fettpölsterchen.

Oder in einem Satz: Lieber Serotonin im Blut als Cortisol auf den Hüften.

Warum Fett entsteht, obwohl wir fasten

Von nichts kommt nichts? Falsch!

Hier ein oft missverstandener Punkt: Man kann fasten und trotzdem Fett aufbauen! Der Hauptbestandteil von Fett ist Wasser – und das kann auch beim Fasten gebunden werden.

Beispiel: Ein Mensch hat Stress im Job, schläft schlecht, isst wenig. Dennoch nimmt er zu. Warum? Weil der Körper unter Cortisol-Einfluss steht.

- Cortisol erhöht den Blutzuckerspiegel.
- Insulin steigt, um den Zucker zu verwerten.
- Gleichzeitig: Muskeln werden abgebaut, Fett wird eingelagert.
- Der Körper sagt: »Ich brauche Reserven, denn Gefahr droht!«

Das Problem ist nicht das Essen – sondern das Gefühl von Unsicherheit.

Fallbeispiel:

Heidi oder das »innere Aufräumen« brachte neue Liebe

Eigentlich wollte Heidi, 62, ehemalige Tierärztin, nur ein paar Kilo loswerden – und vielleicht etwas mehr Motivation für ihre Arbeit als psychologische Beraterin tanken. Auf den ersten Blick eine selbstbewusste Frau mit Humor. Doch unter der Oberfläche lauterten dunkle Kapitel: frühe emotionale Verletzungen, Missverständnisse, Überforderungen.

Wie so oft hatten diese Altlasten ihre Spuren hinterlassen – nicht nur in ihrem Nervenkostüm, sondern auch in der Partnerwahl. Mit der Präzision eines Pfeils auf dem Weg zur Zielscheibe hatte sie sich einen Ehemann ausgesucht, der exakt ihr belastendes »Vater-Muster« verkörperte. Das Ergebnis: eine toxische Ehe und zwei Suizidversuche.

Im Coaching arbeiteten wir uns Stück für Stück durch diese alten Muster. Besonders zentral: Als Kind war Heidi von ihrem Onkel, ein Mustervertreter für den Vater, nicht als Mädchen akzeptiert worden – er hätte lieber einen Jungen gehabt. Diese Prägung zog sich wie ein roter Faden durch ihr Leben: Anerkennung gab es nur, wenn sie stark, funktional und »wie ein Junge« war. Weiblichkeit? Unerwünscht.

Mithilfe von bildhaften inneren Reisen lösten wir diese Programmierung auf. Das Resultat war überwältigend: In nur zwölf Wochen verlor Heidi 13 Kilo – ohne Diät, sondern einfach durch die neu gewonnene emotionale Freiheit. Sie fühlte sich energiegeladen, resilient und nannte sich selbst lachend ein »unkaputtbares Stehaufweibchen«.

Doch das Beste sollte noch kommen: Im September lernte sie einen Mann kennen – zwanzig Jahre jünger, charmant, liebevoll. Kein »Mutter-Sohn-Muster«, keine Abhängigkeit, sondern echte Beziehung auf Augenhöhe. Bis heute lebt sie mit ihm glücklich zusammen.

Ihre Rückmeldungen waren köstlich: Nach einer Fortbildung schrieb sie mir begeistert, dass andere Teilnehmer sie nach Schönheitsoperationen fragten – weil sie so strahlend, jung und attraktiv wirkte. In Wahrheit hatte sie nichts weiter getan, als Ballast abzuwerfen – innerlich wie äußerlich. Keine Narben, nur Leichtigkeit.

Im Interview mit einer Journalistin für das Magazin *Das Beste für die Frau* fasste sie es so zusammen: »Ich fuhr nach Iserlohn, hatte meine Beratung – und danach war alles anders. Ich nahm ab, egal, was ich aß. Vier Monate später hatte ich mein Traumgewicht von 57 Kilo und halte es bis heute.«

Die Erklärung ist einfach: Wer sein seelisches Gerümpel entrümpelt, braucht kein Anti-Stress-Essen mehr. Je mehr wir loslassen, desto leichter werden wir – körperlich und seelisch.

Übung:

Wofür steht mein Fett?

Ziel: Die Symbolik Ihres eigenen Übergewichts entdecken und entschlüsseln!

Stellen Sie sich vor den Spiegel, oder nehmen Sie ein aktuelles Foto zur Hand. Schauen Sie sich mit Mitgefühl an, nicht mit Kritik. Dann fragen Sie sich:

- Welche Funktion erfüllt mein Übergewicht aktuell?
- Was schützt es? Wovon grenzt es ab?
- Was ist es, das ich vielleicht nicht zugeben möchte?
- Wie wäre mein Leben ohne diese »Schicht«? Was wäre möglich – was wäre beängstigend?

Schreiben Sie alle Antworten auf. Unzensiert. Wie in einem Brief an sich selbst. Wiederholen Sie die Übung an mehreren Tagen. Sie werden sehen: Ihr Körper beginnt zu antworten.

Fett ist nicht Ihr Feind – sondern Ihr Dolmetscher

Ihr Körper redet mit Ihnen. Lautlos, aber deutlich.

Fett ist nicht böse, sondern Ausdruck von Intelligenz, Erfahrung und Überlebenskunst. Es will nicht bleiben, es will verstanden werden. Erst wenn Sie begreifen, warum Sie zugenommen haben, kann Ihr Körper begreifen, dass er wieder loslassen darf.

Das ist der Anfang des Annehmens – und damit des Abnehmens.

Ihr Fett ist wie ein treuer Übersetzer zwischen Körper und Seele. Es sagt: »Hier stimmt etwas nicht – hör mir endlich zu!« Es schützt Sie, puffert Stress, hält Verletzungen fern und speichert sogar alte Geschichten. Jede Delle erzählt ein Kapitel, jede Rundung ist ein Kommentar Ihrer Biografie. Sie haben also kein »Übergewicht«, sondern ein Stück Lebensgeschichte auf der Haut. Wenn Sie das erkennen, hören Sie auf zu kämpfen – und beginnen zu verstehen.

Der Körper reagiert wie ein Freund: Sobald Sie aufhören, ihn zu beleidigen, öffnet er sich. Wer sein Fett akzeptiert, entwaffnet den inneren Kritiker. Aus dem Gegner wird ein Verbündeter. Und plötzlich merken Sie: Da schmilzt nicht nur Fett – da schmilzt auch Widerstand. Denn nichts macht leichter als Frieden mit sich selbst.

Pränatale Programmierung

Was die Mutter fühlt, speichert das Kind – und wie daraus Übergewicht, Geiz oder Messie-Effekt entstehen können.

Ein Baby als Bio-Scanner? Leider ja!

Das Gehirn lernt gerne, sogar 24/7 – rund um die Uhr.

Schon in der dritten Schwangerschaftswoche beginnt beim Fötus die Entwicklung der ersten Nervenzellen. Und damit nicht etwa nur die Fähigkeit zu wachsen, sondern auch zu lernen. Über die Nabelschnur bekommt der Embryo nämlich nicht nur Nährstoffe, Sauerstoff und Vitamine, sondern auch die chemischen Botenstoffe der Emotionen der Mutter: Cortisol bei Angst, Adrenalin bei Stress, Serotonin bei Entspannung, Endorphine bei Freude.

Was die Mutter fühlt, fühlt das Kind. Das Kind spürt jedoch nicht: *Mama ist traurig, weil Papa abwesend ist,* sondern: *Ich bin traurig, ich bin allein, ich bin nicht sicher.* Diese Wahrnehmung wird nicht rational eingeordnet, sondern emotional abgespeichert – und prägt ein Grundgefühl: *Es gibt nicht genug. – Ich bin nicht erwünscht. – Ich muss festhalten, sonst verliere ich.*

Emotionen sind keine bloßen »Stimmungen«, sondern biochemische Ereignisse. Sie steuern über Neurotransmitter nicht nur unser Verhalten, sondern beeinflussen Zellwachstum, Hormonhaushalt und sogar den Aufbau von Fettzellen.

Wenn eine schwangere Frau beispielsweise unter chronischem Existenzdruck steht, erlebt ihr Körper einen konstanten Cortisol-Ausstoß. Dieses Hormon gelangt über die Plazenta direkt zum Embryo – und signalisiert: *Achtung, Gefahr!*

Das ungeborene Kind reagiert darauf mit der Ausbildung entsprechender biologischer und psychischer Schutzmuster.

Fallbeispiel:

Veronika oder der Proviant für alle Fälle

In meinem Buch *Wie unsere Psyche tickt* erzähle ich den Fall von Veronika, einer betagten Dame, die ihr Leben lang an ein wenig Übergewicht litt, aber vor allem Angst vor Hunger hatte. In der Rückschau zeigte sich: Ihre Mutter hatte während der Schwangerschaft echte Not erlebt – nicht nur gefühlt, sondern objektiv. Armut, Hunger, Angst.

Das Ergebnis: Veronika konnte nicht anders, als bei jeder Reise ein »Notfallpaket« mitzunehmen – mit dem sie theoretisch eine ganze Großfamilie hätte versorgen können. Ihr Körper hatte »gelernt«: *Ich darf nie ohne Vorrat sein. Sicherheit ist das Wichtigste.*

Und dieses Programm war stärker als jedes Kalorien-Zählen. Wir konnten das damals sehr rasch auflösen. Veronika wurde 94 Jahre alt, die letzten zwei Jahrzehnte lebte sie angstfrei und putzmunter.

Der Ursprung von Übergewicht, Geiz und Messie-Effekt

Leider kann man Probleme auch erlernen.

Diese pränatale Prägung auf Mangel führt nicht immer nur zu Gewichtszunahme. Sie kann sich auch auf andere Weisen zeigen:

Prägung im Mutterleib	**Mögliche Auswirkung im Erwachsenenalter**
»Es gibt nicht genug.«	Übergewicht, Vorratshaltung, »Hamstern«
»Ich darf keinen Platz beanspruchen.«	Selbstverleugnung, Geiz mit sich selbst
»Ich bin nicht willkommen.«	Bindungsangst, Besitzdenken, emotionale Kontrolle
»Ich könnte jederzeit verloren gehen.«	Zwang zum Festhalten – an Menschen, Dingen, Geld

Nicht nur Essverhalten, auch Beziehungs- und Ordnungsverhalten oder die Art, den Haushalt zu führen, sind mögliche Ausdrucksformen innerer Programmierung. Der sogenannte Messie-Effekt ist oft keine Faulheit, sondern das emotionale Echo auf früh gelernten Verlust und Unsicherheit.

Fallbeispiel:

Nicole und ihr Dreieinhalb-Kilo-Babybauch

Eine Frau rief in meiner Praxis an und wollte 3,5 Kilo abnehmen – nicht 30, nicht 15. Nur 3,5. Das fand ich verdächtig, bedenkt man, dass ein Coachingtermin ja auch in vielerlei Hinsicht einen großen Aufwand bedeutet. Allerdings gibt es meiner Ansicht nach keine »Luxusprobleme«. Wer leidet, der leidet. Ich hatte aber einen bestimmten Verdacht: Denn 3,5 Kilo sind das natürliche Geburtsgewicht eines Babys. Auf Nachfrage stellte sich tatsächlich heraus: Der Bauchumfang erinnerte sie selbst an eine Schwangerschaft.

Im Gespräch wurde klar: Sie glaubte, ein ungewolltes Kind gewesen zu sein. Ihre Mutter habe sie nie wirklich geliebt.

Ihr Bauch war – symbolisch – sie selbst als Baby.

Die »drei Kilo zu viel« waren also kein Fettproblem, sondern ein Identitätsfragment, das sich nach Anerkennung sehnte. Ich gab ihr den Rat, bis zum vereinbarten Coachingtermin ihrem Bauch emotionale Zuwendung zu schenken – als wäre er das Baby, das sie einmal gewesen war. Ergebnis: Selbstannahme statt Selbstablehnung – und ein natürlicher Gewichtsverlust ohne Zwang. Im Termin selbst ging es dann gar nicht weiter ums Abnehmen, denn das hatte sich erledigt. Wir sprachen über ihre Mutter, von der sie sich wohl als Ungeborenes nicht ausreichend geliebt gefühlt hatte. Ich half ihr, die Abtreibungsgedanken der Mutter zu verstehen, denn es war ja tatsächlich nicht das konkrete Kind von der Mutter ungewollt gewesen, sondern die Tatsache, dass überhaupt ein Baby kommen würde.

Die Nabelschnur als emotionale Datenleitung

Das LAN im Mutterleib.

Die Nabelschnur ist also mehr als ein Versorgungsstrang. Sie ist eine emotionale Datenleitung. Was wir heute »Urvertrauen« nennen, wird in diesen neun Monaten programmiert. Wir lernen im Mutterleib: Bin ich sicher oder bedroht? Wird für mich gesorgt oder muss ich für mich selbst sorgen?

Das bedeutet: Viele unserer heutigen Probleme mit Essen, Besitz, Kontrolle oder Selbstwert sind keine erwachsenen Fehlentscheidungen, sondern gespeicherte Strategien eines kleinen Wesens, das überleben wollte.

Übung:

Was sagt mein inneres Baby?

Ziel: Verbindung aufnehmen mit dem eigenen pränatalen Gefühl!

1. Nehmen Sie ein altes Babyfoto – oder stellen Sie sich vor, wie Sie als Neugeborenes aussahen. Oder malen Sie ein Strichmännchen-Baby auf einen Zettel. Ganz egal. Das sind jetzt Sie. Klein, süß, verletzlich, schutzbedürftig, friedlich.
2. Legen Sie die Hand auf Ihren Bauch, und sprechen Sie innerlich zu diesem Bild:
   - ☞ »Was hast du damals gespürt, als du im Bauch deiner Mutter warst?«
   - ☞ »Was fehlt dir heute noch immer?«
   - ☞ »Was brauchst du von mir, damit du dich sicher fühlst?«
3. Schreiben Sie die Antworten spontan auf – ohne sie zu bewerten.

Achtung: Diese Übung kann alte Gefühle hochspülen, aber auch Heilung auslösen. Wenn Sie sich selbst geben, was Sie damals vermisst haben, lernt der Körper loszulassen. Wenn Sie allerdings gerade zu emotional werden und sich erschüttert fühlen, dann blättern Sie schnell zu Seite 112, und beantworten die Fragen im Kasten. Danach geht’s dann hier sanft weiter.

Heilung beginnt beim Verstehen

Gefahr erkannt – Gefahr gebannt.

Pränatale Prägung bedeutet nicht, dass man »schicksalhaft« dazu verdammt ist, dick oder geizig zu sein. Es bedeutet: Man hat ein emotionales Programm übernommen, das man heute umschreiben kann. Nicht durch Zwang. Sondern durch:

- Verständnis
- Vergebung
- Selbstannahme

Die »Winter-Diät« ist in diesem Sinne eine Rückreise zu einer frühen und prägenden emotionalen Erfahrung. Und der Beginn, ein neues inneres Klima zu schaffen – für Sie selbst, Ihren Körper und Ihre Zukunft.

Denn Heilung geschieht meist nicht im Körper selbst, sondern im Kopf, im Bewusstsein. Was uns völlig bewusst ist, verliert seine emotionale Macht. Sobald Sie verstehen, *warum* etwas geschah, verliert es den Zugriff auf Ihr Nervensystem. Das rationale Denken kann den Körper nicht direkt steuern – aber Erkenntnis kann die Programme verändern, die ihn steuern. Ein Gefühl, das verstanden wird, hört auf, Symptom zu sein. Darum verschwinden körperliche Beschwerden oft genau in dem Moment, in dem ihr seelischer Sinn erkannt wird. Einsicht ersetzt Kampf. Und wo kein Kampf mehr ist, entsteht Ruhe – und damit Gesundheit.

Der innere Kritiker – Wie Selbstabwertung dick macht

Und wie Sie mit Mitgefühl und Würde Ihre mentale Ernährung verändern …

Die Stimme, die nie satt wird

Kommt Ihnen das bekannt vor?

- ☞ »Du bist zu schwach.«
- ☞ »Du siehst schrecklich aus.«
- ☞ »Das schaffst du sowieso nicht.«

Dann haben Sie bereits Bekanntschaft mit Ihrem inneren Kritiker gemacht – dieser oft gnadenlosen Stimme, die weniger wie ein hilfreicher Coach und mehr wie ein schlecht gelaunter Ex-Lehrer auf Diät klingt. Diese Stimme ist nicht nur unangenehm, sie ist toxisch. Denn sie ist einer der stärksten Auslöser für emotionales Essen.

Der innere Kritiker entsteht meist früh in der Kindheit – aus Momenten, in denen Sie sich falsch, klein oder beschämt fühlten. Statt zu protestieren, haben Sie begonnen, sich selbst zu kritisieren. Warum?

- ☞ Weil Selbstabwertung mehr Sicherheit verspricht als Rebellion.

- ☞ Weil Schuldgefühle uns kontrollierbar machen – und damit scheinbar schützen.
- ☞ Weil wir lieber denken: *Ich bin schlecht* als *Ich bin ohnmächtig.*

So entsteht ein dauerhaftes inneres Klima aus Angst, Scham und Anstrengung. Und wer sich ständig selbst entwertet, sucht automatisch nach Regulation: Trost, Betäubung, Erleichterung – oft durch Essen.

Wenn Sie sich selbst kritisieren, produziert Ihr Körper Stresshormone wie Cortisol und Noradrenalin. Diese wiederum erhöhen:

- ☞ den Appetit auf schnelle Energie,
- ☞ das Bedürfnis nach Belohnung,
- ☞ die Einlagerung von Fett (besonders am Bauch).

Selbsthass macht biochemisch dick. Umgekehrt führt Selbstmitgefühl zu einer besseren Regulation im autonomen Nervensystem: mehr Parasympathikus-Aktivität, weniger Cortisol, stabilerer Blutzuckerspiegel und damit weniger Heißhunger.

Fallbeispiel:

Svenja und die Stimme im Kopf

Svenja, 37, hatte zig Diäten hinter sich, aber der Erfolg war nie von Dauer. Mir sagte sie: »Ich weiß genau, wann ich zunehme – immer, wenn ich mich selbst hasse.« Als wir tiefer gingen, wurde klar: Nach jedem Rückfall hörte sie innerlich den Satz: »War ja klar. Du kriegst nie was hin!« Und dieser Satz war nicht neu. Er war alt. Er kam nicht von ihr – sondern von ihrer Mutter, die das sagte, wenn Svenja als Kind überfordert war. Wir machten eine Übung: Sie sollte diesen Satz aufschreiben und dann mit einer neuen, mitfühlenden Stimme beantworten:

»Ich tue mein Bestes. Ich wachse. Ich verdiene Achtung, auch wenn ich Fehler mache.«

Am Ende war ihr Essverhalten nicht »disziplinierter«, aber entspannter. Und das Gewicht begann zu sinken, nicht durch Zwang, sondern durch Sicherheit.

Übung:

Den inneren Kritiker entwaffnen

Ziel: Die selbstabwertende Stimme erkennen, hinterfragen und ersetzen.

Schritt 1: Lauschen Sie bewusst!

Nehmen Sie sich heute vor, Ihre inneren Sätze zu beobachten.
Jedes Mal, wenn Sie sich abwerten, halten Sie inne.
Fragen Sie sich:

- ☞ Würde ich so mit einem Kind sprechen?
- ☞ Ist das meine Stimme oder gehört sie jemand anderem?
- ☞ Was würde ich mir sagen, wenn ich freundlich wäre?

Schritt 2: Reframing – der Satz der Fürsorge

Wählen Sie einen neuen Satz, zum Beispiel:

- ☞ »Ich bin in Ordnung, auch wenn ich nicht perfekt bin.«
- ☞ »Ich darf Fehler machen und trotzdem wachsen.«

Sagen Sie diesen Satz jedes Mal, wenn der Kritiker auftaucht. Nicht als Kampfansage, sondern als Einladung.

Der innere Kritiker will Sie nicht zerstören, er will Sie schützen. Doch seine Sprache ist veraltet. Was Sie heute brauchen, ist nicht Kontrolle, sondern Verständnis.

Denn erst wenn die Stimme in Ihnen sagt: »Du darfst sein«, kann Ihr Körper antworten: *Dann darf ich loslassen.*

Der Körper als Spiegel der Seele

Was unser Gewicht wirklich über uns erzählt – und wie wir wieder in Dialog kommen …

Wenn der Körper spricht, dann in klaren Bildern:

- ☞ Der Rücken ist »krumm vor Last«.
- ☞ Der Hals ist »wie zugeschnürt«.
- ☞ Der Bauch ist »aufgebläht vor Ärger«.
- ☞ Das Gewicht ist »zu viel« – aber wovon eigentlich?

Ihr Körper ist nicht das Problem. Er ist das Display, der Monitor, der anzeigt, was innen los ist. Er spricht die Sprache der Seele, wenn die Seele kein Gehör findet. Deshalb ist Übergewicht nicht einfach ein Resultat falscher Ernährung. Es ist oft eine Botschaft, die nicht verstanden, sondern bekämpft wird.

Jede Erfahrung, die wir nicht verarbeiten, wird nicht gelöscht, sondern gespeichert. Nicht als bewusste Erinnerung, sondern als Muskelspannung, Hormonmuster, Körperhaltung – und in manchen Fällen: als Fettgewebe.

Beispiele:

- ☞ Nicht gelebte Trauer → Bauch wird weich, rund, überfordert
- ☞ Angestauter Ärger → Verspannung, ständige innere Alarmbereitschaft, Heißhunger

- ☞ Kindliche Ohnmacht → Körpersprache: klein machen oder Schutzschicht aufbauen
- ☞ Nicht gelebte Sexualität oder Selbstbestimmung → Energie staut sich, Körper wird träge

Übergewicht ist dann nicht das eigentliche Problem, sondern der Versuch des Körpers, mit etwas fertig zu werden, wofür der Mensch noch keine Worte hat.

Fallbeispiel:

Benni und die unsichtbare Grenze

Benni, 28, kam zu mir mit 35 Kilo Übergewicht und dem Satz: »Ich weiß gar nicht, warum ich esse, ich bin eigentlich nicht unglücklich.«

Im Coaching stellte sich heraus: Als Kind hatte er keinen Schutz vor Grenzverletzungen. Seine Grenzen wurden nicht gewahrt, emotional und auch körperlich nicht. Sein Unterbewusstsein hatte gelernt: *Wenn ich größer werde, bin ich weniger angreifbar.*

Sein Gewicht war kein Zeichen von Genuss, es war eine Mauer. Als wir diesen Zusammenhang würdigten, nicht bekämpften, veränderte sich sein Verhalten. Er begann, Grenzen klarer zu ziehen, im Alltag, in Beziehungen. Nach sechs Monaten hatte er 20 Kilo verloren – ohne Diät. Sein Körper musste nicht mehr »sprechen«, weil seine Seele es nun konnte.

Viele Menschen versuchen, ihren Körper zu zwingen: durch Diäten, Sportpläne, strenge Kontrolle. Doch der Körper ist kein Feind, er ist ein Teammitglied.

Fragen Sie sich:

- ☞ Was will mein Körper mir sagen?
- ☞ Wo zeigt er mir etwas, das ich nicht fühlen will?

- ☞ Welche Gefühle hat er für mich übernommen – weil ich sie nicht tragen wollte?

Wenn Sie anfangen, auf Ihre Körpersignale zu hören, verändert sich alles.

Dann muss der Körper nicht mehr laut werden.

Übung:

Der Körperdialog

Ziel: In Beziehung treten mit dem Körper als Botschafter

Schritt 1

- ☞ Finden Sie eine Stelle an Ihrem Körper, die Sie ablehnen oder nicht mögen.
- ☞ Legen Sie die Hand darauf. Atmen Sie ruhig.

Schritt 2

Sprechen Sie laut oder innerlich:

- ☞ »Was willst du mir zeigen?«
- ☞ »Wofür stehst du?«
- ☞ »Welche Wahrheit trägst du für mich?«

Lassen Sie jede Antwort zu, auch wenn sie irrational, traurig, überraschend ist. Schreiben Sie sie auf. Das ist kein Hokuspokus, sondern eine Form der achtsamen Selbstverbindung.

Fazit

Wenn der Körper spricht, verdient er Zuhörer. Sie haben keinen dummen, trägen oder sabotierenden Körper. Sie haben einen Körper, der alles versucht hat, um Sie durch Ihre Geschichte zu bringen.

- ☞ Er hat Sie gewärmt.
- ☞ Er hat Sie geschützt.

- ☞ Er hat Gefühle gepuffert, die Sie nicht fühlen konnten.
- ☞ Er sieht immer so aus, wie Sie sich fühlen.

Und jetzt, da Sie bereit sind, bewusster zu leben, erlauben Sie ihm loszulassen.

Am besten, indem Sie ihn nicht mehr beschimpfen, sondern ihm danken.

Konditionierung – Warum wir essen, obwohl wir satt sind

Wie Reize, Erinnerungen und emotionale Verknüpfungen unseren Appetit steuern …

Sie sind nicht willensschwach, Sie sind konditioniert! Viele Menschen glauben, sie hätten »kein Durchhaltevermögen«, »keine Disziplin« oder seien »essgestört«. In Wahrheit haben sie einfach gut funktionierende Lernmechanismen.

Denn unser Gehirn liebt Wiederholung.

Wenn ein Reiz (z. B. eine Emotion) mit einer Handlung (z. B. Essen) verknüpft wird, speichert das Gehirn diese Kombination als Erleichterungsstrategie.

Beispiel: Als Kind bekamen Sie bei Kummer einen Keks. Später ruft das Gehirn immer, wenn sich Kummer meldet: »Keks!«

Nicht weil Sie Hunger haben. Sondern weil Ihr Gehirn gelernt hat: *Das hilft – also her damit.*

Eine Konditionierung ist wie Nitro und Glycerin – harmlos, solange sie getrennt bleiben, aber explosiv, sobald sie sich verbinden. Der Auslöser (Gefühl) trifft auf den Zünder (Essen) – und *Bumm!* – das alte Programm läuft. Der Körper reagiert automatisch, ohne dass Sie eingreifen können. Doch die gute Nachricht: Dieselbe Energie, die früher Gewicht erzeugte, kann heute Befreiung bewirken – wenn Sie lernen, die Mischung neu zu kombinieren. Erkenntnis entschärft die Ladung.

Klassische Konditionierung: Der Pawlow'sche Keks

Allem kann eine Bedeutung beigemessen werden.

Die berühmten Hunde des russischen Forschers Pawlow sabberten schon beim Klang der Glocke – weil sie gelernt hatten, dass danach Futter kam.

Wir sind zwar keine Hunde, aber unser Nervensystem funktioniert sehr ähnlich, wir sind nämlich voller Konditionierungen. Der Mensch hält sich ja gern für ein hochintelligentes, autonomes Wesen, doch in Wahrheit sind wir dressierter, als uns lieb ist. Unser Alltag besteht aus Konditionierungen: Die rote Ampel zwingt uns zum Stillstand, der Pausengong in der Schule ließ uns damals reflexartig aufspringen, und der Duft nach frischen Brötchen vor der Bäckerei aktiviert noch heute unser Speichelzentrum wie bei Pawlows Hund.

Das Faszinierende: Diese Reaktionen laufen automatisch, blitzschnell und völlig ohne Nachdenken ab. Wäre die Ampel plötzlich blau statt rot – wir würden erst mal ratlos dastehen wie Kühe vor dem neuen Tor. Denn gelernt ist gelernt. Das Gehirn liebt Routine, weil es so Energie spart.

So praktisch Konditionierungen sind, sie können uns auch in die Falle locken. Denn manchmal müssten wir eigentlich entscheiden, was wir wollen, doch unser Körper hat schon längst reagiert. Beispiel: Jemand kritisiert uns scharf. Noch bevor wir überlegen können, ob die Kritik überhaupt berechtigt ist, fährt unser Puls hoch, der Magen zieht sich zusammen – und wir stopfen uns später mit Schokolade voll. Nicht weil wir Hunger hatten, sondern weil das alte Programm *Kritik = Gefahr* läuft.

Konditionierungen sind wie unsichtbare Drehbücher: Wir spielen Rollen, die längst geschrieben wurden – oft von Eltern, Lehrern oder während Kindheitserlebnissen. Blöd nur, dass wir als Erwachsene dann in Szenen landen, in denen wir gar nicht mehr mitspielen wollten.

Wie erkennen wir schädliche Konditionierungen – und lösen sie wieder auf?

Wenn A geht, geht auch B.

Und hier kommt Hypnose zum Tragen. Unter Hypnose schalten wir den inneren Autopiloten kurz aus und öffnen die »Regiezentrale«: das Unterbewusstsein. Dort liegen die alten Verknüpfungen gespeichert. Zum Beispiel: »Kritik = Bedrohung« oder »Schokolade = Trost«. In tiefer Entspannung können diese Muster neu bewertet werden. Wir erkennen: Kritik ist heute kein Säbelzahntiger mehr. Und Trost kann man auch auf andere Weise finden – durch Nähe, Gespräche, Selbstannahme.

Das Faszinierende: Hypnose arbeitet mit Bildern, Gefühlen und Sinneseindrücken – genau in den Sprachen, in denen Konditionierungen entstanden sind. So lassen sich in kurzer Zeit neue Verknüpfungen schaffen, die sich im Alltag erstaunlich stabil zeigen.

Mit anderen Worten: Hypnose ist wie ein »Neuschreiben« des Drehbuchs. Die alte Szene bleibt zwar im Archiv, aber die neue Version läuft auf der Hauptbühne. Und plötzlich reagieren wir nicht mehr automatisch, sondern bewusst. Statt Schokolade nach Kritik heißt das dann vielleicht: »Danke für die Rückmeldung, ich überlege mal, ob sie mir nützt.«

Kurz gesagt: Konditionierungen sind mächtig, aber nicht unumstößlich. Mit Hypnose können wir ihnen schneller das Drehbuch umschreiben, als wir früher auf den Pausengong hin zur Schulmensa gerannt sind. Das ist der Grund, warum ich in meinen Coachings nie allein auf den klugen Verstand setze, sondern immer die emotionalen Fähigkeiten des Klienten miteinbinde. Der Verstand ist vielleicht klug, aber er steuert nicht unseren Körper. Das Unterbewusstsein, die verborgenen Emotionen sind es, die die Ursache unserer Probleme kennen – und auch die Lösung.

Schauen wir uns ein paar Konditionierungen, also erlernte Reaktionen an.

Konditionierte Auslöser für Essen können sein:

- bestimmte Orte (Sofa = Chips)
- bestimmte Uhrzeiten (Filmabend = Eis)
- bestimmte Gefühle (Stress = Schokolade)
- bestimmte Menschen (Mutter = es muss gegessen werden)
- bestimmte innere Sätze (»Jetzt ist's doch irgendwie auch egal …«)

Das heißt: Sie essen oft nicht aufgrund von Hunger – sondern aufgrund von Assoziationen. Da laufen plötzlich Programmroutinen ab, gegen die Sie kaum etwas machen können, sich aber im Anschluss darüber ärgern. Es gilt, sich diese Programme bewusst und sie damit unschädlich zu machen.

Übrigens: Falls Sie beim Audruck »Hypnose« Bedenken haben, seinen Sie beruhigt. Eine Hypnose bedeutet nicht, dass man »weg« ist, »sich dem Willen eines anderen unterwirft« oder wie ein »bewusstloser Zombie« umherschleicht, sondern Hypnose ist technisch gesehen das absichtliche und gezielte Nutzen unserer Emotionalität.

Wenn Sie beispielsweise versuchen, mit genauen Worten druckreif zu erklären, wie Sie eine Schleife in Ihren Schnürsenkel machen, ohne dabei die Hände zu bewegen, dann merken Sie: Sie machen das nicht bewusst oder gar planvoll, sondern völlig unterbewusst. Dabei sind wir aber nicht im Koma. Um an solch unterbewusste Daten heranzukommen, damit man sie sich bewusst machen kann, braucht man das Nacherleben während einer Hypnose. Natürlich gibt es noch viele andere Anwendungsmöglichkeiten.

Doch schauen wir uns mal das folgende Beispiel an, das zeigt, wie leicht man sich plötzlich verborgene Programme und Verknüpfungen bewusst machen kann und welchen Nutzen das hat.

Fallbeispiel:

Jonas und der »Feierabend-Automatismus«

Jonas, 45, hatte einen stabilen BMI, aber einen fixen Reflex: Jeden Abend ein Bier, Chips, Sofa. Es war sein »Runterkommen«. In einer leichten Hypnose verstand er: Er verband dieses Ritual mit Kindheitserinnerungen an seinen Vater, der beim Fernsehabend endlich friedlich war.

Jonas sagte: »Ich glaube, ich will nicht das Bier, ich will Frieden.«

Er begann, den Feierabend anders einzuleiten: 15 Minuten Musik, barfuß auf dem Balkon, mit einem Glas Wasser mit Limette.

Er war verblüfft: Die Lust auf Chips war kein Hunger gewesen, sondern ein Signal, dass etwas ritualisiert war. Und er konnte es neu besetzen.

Nicht nur Auslöser prägen unser Verhalten, auch Belohnungen. Wenn ein Verhalten angenehm endet, wiederholen wir es:

Essen tröstet → also essen wir wieder, wenn es wehtut.
Essen lenkt ab → also essen wir, wenn wir uns überfordert fühlen.
Essen beruhigt → also essen wir, wenn wir uns verloren fühlen.

Das emotionale Hirnareal, die sogenannte Amygdala, denkt: *Wenn du mich belohnst, bin ich dein Freund.* Und der Neocortex, also der Kopf, antwortet: *Okay, ich gebe dir Zucker – und jetzt sei leise.*

So entsteht ein endloser Kreislauf – nicht aus Gier, sondern aus Strategie.

Die gute Nachricht: Konditionierungen lassen sich umlernen. Was gelernt wurde, kann umgelernt werden. Und zwar nicht durch Disziplin, sondern durch neue Verknüpfungen.

Fragen Sie sich:

☞ Was will ich eigentlich, wenn ich zu essen beginne?
☞ Welche neue Handlung könnte dieselbe Wirkung haben, aber ohne Essen?

Beispiel:

Auslöser	**Alter Reflex**	**Neuer Impuls**
Stress	Schokolade	fünf Minuten frische Luft, Bewegung
Einsamkeit	Naschen	Telefonat, liebevolle Berührung
Feierabend	Snacks + TV	schöne Musik, Licht, bewusste Ruhezeit
Frust	Fast Food	Tagebuch, Wut rauslassen

Übung:

Reiz – Reaktion – Revolution

Ziel: Automatische Essmuster erkennen und neu belegen.

Schritt 1:
Beobachten Sie sich heute bei drei »Essimpulsen«, die nicht durch echten Hunger ausgelöst werden. Notieren Sie:

- Wann kam der Impuls?
- Was war vorher? (Gefühl, Gedanke, Situation)
- Was habe ich gegessen – und was habe ich eigentlich gebraucht?

Schritt 2:
Entwickeln Sie für jeden dieser Fälle einen neuen, kurzen Impuls, der ebenfalls angenehme Wirkung hat. Beispiele:

- Statt Keks → warmer Tee plus Duftöl.
- Statt Chips → drei Minuten tanzen mit dem Lieblingssong.

Wiederholen Sie diesen neuen Impuls mindestens fünf Tage lang, und beobachten Sie: Der alte Reflex wird schwächer.

Fazit
Ihr Gehirn ist kein Gegner – es braucht neue Erfahrungen. Sie sind nicht zu willensschwach. Sie sind nur gut trainiert, von Ihrer Geschichte, Ihren Erfahrungen, Ihrem alten Alltag.

Aber: Das kann sich ändern.

Und mit jedem kleinen, neuen Reiz, den Sie setzen, wird der alte Pfad weniger begangen.

Sie bauen heute neue Verbindungen – im Gehirn und im Leben.

Abnehmen und Sexualität – der unterschätzte Zusammenhang

Sie werden wahrgenommen – mit oder ohne Probleme.

Wenn Menschen von ihrem Wunsch sprechen, endlich abzunehmen, meinen sie fast immer: »Ich will mich wohler fühlen, gesünder sein, leichter bewegen.« Doch da gibt es einen Bereich, den viele am liebsten komplett übergehen würden, und genau der ist oft ganz entscheidend: die Sexualität.

Unser Körper ist nun mal kein neutrales Transportmittel für den Kopf, sondern ein hochsensibles Kommunikationsmittel. Schlanke Körper sind definierter, zeigen Konturen und senden klare Signale: hier ein männliches Kinn, da eine weibliche Hüfte, dort eine Taille, die sich von den Schultern abhebt. Ein Körper ohne Polster wird automatisch eindeutiger gelesen, er wirkt männlicher oder weiblicher.

Und genau das macht Angst. Wer innerlich lieber als »neutrales Baby«, als harmloses »Pummelchen« oder als »lustiger Kumpel« wahrgenommen werden will, der hat unbewusst wenig Interesse daran, schlank zu sein. Denn

Schlanksein bedeutet Sichtbarkeit – nicht nur im Büro oder beim Sport, sondern auch im Schlafzimmer.

Viele Menschen tragen ihr Übergewicht unbewusst wie eine Tarnkappe. Es macht sie weicher, unauffälliger, weniger »gefährlich attraktiv«. Für Männer bedeutet es: Man muss nicht ständig den Hengst geben. Für Frauen: Man entzieht sich den ständigen Bewertungen, Blicken oder Avancen. Kurz: Wer sich seiner Sexualität nicht stellen will, hat im Übergewicht einen ziemlich verlässlichen Schutzwall.

Ein Speckring ist oft nichts anderes als der Rettungsring gegen unerwünschte Komplimente. Ein dicker Bauch wehrt Verehrer ab und zieht tatsächlich leider oftmals Selbstwertgestörte an. Die sind nämlich froh, dass sie nicht die Einzigen mit ungelösten Problemen sind.

Doch die Kehrseite: Mit jedem Kilo zu viel unterdrücken wir nicht nur unsere Konturen, sondern auch unsere Würde und Ausstrahlung. Abnehmen heißt daher nicht nur, sich leichter zu bewegen, sondern sich zu erlauben, gesehen zu werden – mit all der Erotik, die in uns steckt.

Und Vorsicht: Wer schlanker wird, verändert auch seine Beziehungsdynamik. Denn plötzlich taucht die Option auf, wieder »freie Partnerwahl« zu haben. Das bedeutet: Ihr Partner oder Ihre Partnerin könnte eifersüchtig werden, Angst bekommen, das bisherige Monopol zu verlieren. Auch das müssen Sie in Kauf nehmen. Schlank sein heißt nicht nur, sich selbst zu gefallen, sondern auch, andere nervös zu machen.

Wenn Sie beim Lesen dieser Zeilen ein Unbehagen verspüren, können Sie fast sicher sein, dass das Thema einen Trigger darstellt. Möglicherweise haben Sie in irgendeiner Weise sexuelle Grenzverletzungen oder Prüderie erlebt. Dies kann auch als »passiver sexueller Übergriff« während der Embryonalentwicklung aufgrund der Empfindungen der Mutter zu Ihnen gelangt sein. Wichtig ist: Ein Übergewicht schützt nicht vor Zudringlichkeiten, denn Übergriffige suchen sich nicht die selbstbewussten Opfer aus, sondern die, vor denen sie am wenigsten Respekt haben – und da stehen Ängstliche leider ganz oben auf der Liste.

Übung:

Die erotische Selbstwahrnehmung

1. Stellen Sie sich vor einen Spiegel – nicht um kritische Blicke auf Dellen und Falten zu werfen, sondern um neugierig auf Ihre Konturen zu sein.
2. Ziehen Sie die Kleidung so, dass Sie Formen erkennen: Ihre Schultern, Ihre Taille, Ihre Hüfte, Ihre Beine.
3. Fragen Sie sich: Wo bin ich eindeutig Frau, wo bin ich eindeutig Mann?
4. Stellen Sie sich vor, wie es wäre, wenn diese Stellen schlanker und betonter wären. Wie würden sich der Blick Ihrer Augen und Ihr Gesichtsausdruck verändern?
5. Atmen Sie tief ein, und erlauben Sie sich einen Gedanken: »Ich darf begehrt werden.«
6. Hören Sie auf, sich mit lockerer, weiter Kleidung zu verstecken. Jeder sieht an Ihrem Gesicht, dass Sie nicht schlank sind. Mit kaschierender Kleidung signalisieren Sie, dass Sie sich für Ihren Körper schämen, dabei weiß jeder, dass Sie dafür selbst verantwortlich sind. Natürlich gibt es auch »die Flucht nach vorn«, also Mollige, die sich freizügig kleiden. Und es gibt auch Schlanke, die gern weite Kleidung tragen. Wichtig ist dabei doch nur: Versuche ich, dabei etwas zu kompensieren? Fühle ich mich anderenfalls unwohl? Habe ich eine Wahl, oder reagiere ich einfach emotional?

Machen Sie diese Übung regelmäßig, und Sie werden spüren, wie sich Ihre Haltung zu Ihrem Körper verändert.

Live aus der Praxis – Was andere schaffen, schaffen Sie auch!

Hoffnung ist eines der mächtigsten Anti-Stress-Mittel. Ohne Hoffnung beginnt der Untergang.

Dieses Kapitel handeln von Klienten, die bei mir im Coaching-Institut waren. Ich habe die Namen verändert. Aber das Kapitel ist Ihnen gewidmet. Ja, genau: Ihnen, die oder der Sie sich vielleicht fragen, ob das alles wirklich funktionieren kann. Ob es wirklich Menschen gibt, die durch Erkenntnis schlank wurden, durch Verstehen leichter lebten, durch Annehmen Ballast abwarfen.

Ich verspreche Ihnen, ja. Und ich zeige es Ihnen.

Fallbeispiele:

Marion – Der Schutzpanzer, der keiner mehr sein musste

Marion war 44 Jahre alt, als sie zu mir kam. Lehrerin, beliebt bei ihren Schülern, aber in sich selbst verkapselt. 25 Kilo Übergewicht, keine Diät half. Ihre erste Aussage war: »Ich will nicht mehr so hart sein müssen.«

Im Coaching wurde deutlich: Als Kind hatte Marion früh gelernt, für sich selbst zu sorgen. Ihre Mutter war depressiv, ihr Vater cholerisch gewesen. Zuwendung hatte es nicht gegeben. Dafür Verantwortung. Und viel Essen.

In Momenten der Einsamkeit war das Marmeladenbrot der einzige Freund gewesen.

Wir arbeiteten an ihrem alten Grundsatz: »Ich muss meine Bedürfnisse unterdrücken.« Als sie diesen Satz loslassen konnte, begann ihr Körper zu verstehen: Er musste sie nicht mehr schützen. Wir dürfen schwach sein, müssen nicht perfekt sein, dürfen uns auch angreifbar machen – das alles ist nämlich ein Zeichen von Selbstsicherheit, und dadurch verändert sich der Körper.

Achtzehn Monate später hatte sie 23 Kilo verloren. Nicht durch Verzicht. Sondern durch Rückgabe einer Last, die nie ihre gewesen war.

Jens – Wenn das Herz zu viel trägt

Jens, 38, Techniker, rational bis in die Haarspitzen. Er kam mit einem Satz: »Ich esse heimlich und schäme mich dafür.«

Was er nicht sofort sagte: Er hatte als Kind einen Bruder verloren. Ganz plötzlich. Die Eltern hatte das fassungslos gemacht, sie waren völlig überfordert. Jens – damals zehn Jahre jung – übernahm die Rolle des Funktionierers. Keine Zeit für Trauer. Keine Worte. Nur Leistung.

Im stillen Essmoment war er wieder Kind. Konnte innehalten. Endlich trauern.

Erst als wir dieser Trauer Raum gaben, wurde das heimliche Essen überflüssig. Er sagte: »Ich wusste gar nicht, wie leer ich war. Und wie satt man sein kann, ohne zu essen.«

Ramona – Die Erbin der Schuld

Ramona, 51, kam wegen ihrer Tochter. Diese war essgestört. Doch im Gespräch wurde klar: Ramona hatte selbst nie Frieden mit ihrem Körper gemacht. Aufgewachsen in einer Familie, in der Liebe über Leistung lief und Essen das einzige Mittel war, um nicht aufzufallen.

Im Coaching erinnerte sie sich: »Wenn ich aß, war ich beschäftigt. Niemand verlangte etwas von mir.«

Sie erkannte, dass ihre Tochter nicht krank war, sondern loyal.

Ramona begann, ihren eigenen Schmerz zu betrauern. Und ihre Tochter? Begann, sich zu erholen.

Claudia – Die Frau, die nie Nein sagte

Claudia, 56, war die typische Kümmerin. Immer da für alle, nie für sich. Ihre Mahlzeiten bestanden oft aus Resten. Und Schuldgefühlen.

Im Coaching stellte sich heraus: Sie hatte als Kind gelernt, dass Liebe verdient werden müsse. Durch Hilfsbereitschaft. Durch Verzicht. Essen war ihr einziges Mittel, sich heimlich doch mal etwas zu nehmen. Erst als sie lernte, freundlich Nein zu sagen – und zu sich selbst Ja –, verschwand das Verlangen. Sie sagte später: »Ich esse immer noch Kuchen. Aber jetzt mit Serviette, Kerze und Würde.«

Elias und die Sache mit dem Fett

Ein Klassiker aus meiner Praxis: Elias, 12, übergewichtig, gemobbt, traurig. Die Eltern hilflos.

Im Gespräch stellte sich heraus: Elias war hochsensibel. Er spürte Konflikte, ängstliche Atmosphären, unausgesprochene Spannungen. Essen war sein Mittel, sich abzugrenzen. Wortwörtlich.

Ich fragte ihn: »Wenn dein Fett reden könnte, was würde es sagen?«

Er antwortete: »Ich will, dass sie mich endlich in Ruhe lassen.«

Als die Eltern dies hörten, begannen sie zu weinen. Nicht vor Scham. Sondern vor Erleichterung. Mit einer einfachen Anti-Mobbing-Einheit in meinem Coaching half ich Elias zu verstehen, dass Mobber die eigentlichen armen Schweine sind, die ein Opfer brauchen, um sich groß und stark zu fühlen. Wenn man das versteht, lässt man sich einfach nicht mehr darauf ein. Mobbing funktioniert nämlich nur, wenn man sich mobben lässt.

Was Eltern oft übersehen: Kinder bekommen manchmal die Symptome, die Eltern unterdrücken. Kinder sind wie Rudeltiere, sie orientieren sich am Leittier. Und fährt das Leittier, Mutter oder Vater, vor den Baum, folgt das Kind, weil es denkt: Okay, du bist der Große, du wirst schon irgendwie recht haben. Kinder lernen das Kranksein meist von den Eltern. Wenn Sie das Thema Mobbing näher interessiert, können wir hier einen kleinen Exkurs machen.

Exkurs: Warum werde ich ständig gemobbt?

Mobbing braucht zwei – den Mobber und den, der sich mobben lässt. Aber Achtung: Beenden kann es schon eine einzelne Person. Wenn wir von einer »Mobbing-Beziehung« sprechen, wird das schnell klar. In jeder Beziehung tummeln sich Erwartungen, Projektionen und unausgesprochene Skripte. Wer zum Opfer wird, sollte deshalb zuerst eines begreifen: Ein Täter kann nur deshalb Täter sein, weil sich ein Opfer dafür anbietet. Wer sich entwürdigen lässt, wird entwürdigt. Das ist zwar banal, aber leider auch der Praxis-Knigge, wenn man nicht länger zur Zielscheibe werden will.

Fangen Sie mit einer Täter-Analyse an: Was hat der Mobber davon? Status, Dominanz, Kontrolle? Machtgewinn ist ein gängiges Motiv. Warum aber ist dieser Machtgewinn für ihn so dringend nötig? Wodurch fühlte er sich klein, ausgeliefert oder gedemütigt – und wann? In der Psychologie nennt man vieles davon Projektion: Der Mobber wirft seine eigenen Gefühle auf Sie. Das, was Sie ruhig, verletzlich, arglos oder schlicht »zu nett« ausstrahlen – sehr wahrscheinlich war das auch einmal sein eigener Zustand. Und dann traf er auf seinen eigenen Tyrannen und Machtmissbraucher.

Jetzt drehen Sie den Spiegel zu sich selbst: Warum ausgerechnet Sie? Wann haben Sie begonnen, Demütigungen still zu ertragen? Wer hat Sie zum ersten Mal erniedrigt – war das vielleicht sehr früh im Leben? Achten Sie auf Muster: Haben Ihr mobbender Kollege und ein früherer Peiniger ähnliche Dynamiken gepflegt? Voilà – oft genug steckt eine alte, noch offene Rechnung mit Vater, Mutter oder einer anderen Autorität hinter dem heutigen Schauspiel. Sie sind für den Mobber das gefundene Fressen, weil er auch mal so war wie Sie: lieb und gedemütigt – und genau aus dieser Rolle will er raus.

Das heißt aber doch im Umkehrschluss: Viele Täter handeln aus Angst – Angst vor Ablehnung, vor Kontrollverlust, vor dem Zurückfallen in die Rolle des Schwachen. Sie versuchen, ihre eigene erlittene Unterlegenheit dadurch zu kompensieren, dass sie jemanden anderen erniedrigen. Projektion und Nachahmung sind hier keine Mystik, sondern gut erforschte Mechanismen aus Psychoanalyse und Sozialpsychologie.

Wie durchbrechen Sie das Ganze praktisch? Ganz simpel – bieten Sie sich nicht länger als Opfer an. Non-Reaktion wirkt oft besser als theatralische Gegenwehr; bei schweren Attacken hilft ein verständnisvolles, ruhiges Gesicht mehr als Tränen. Weinen Sie nicht vorwurfsvoll, wehren Sie sich nicht halbherzig. Bewahren Sie Ihre Würde: Psychologisch gesehen entzieht das dem Täter seine Kontrolle über Sie – und damit sein Machtgewinn. Wenn Sie nicht reagieren, verlieren seine Attacken die Verstärkung, die sie brauchen, um weiterzugehen.

Wird Druck, Erpressung oder Gewalt angewandt, steigen die Grenzen: Lassen Sie sich nicht in die strukturelle Gewalt hineinziehen. Geben Sie anderen nicht die Macht über Ihre Gefühle – so wie Sie beim Zahnarzt oder Tätowierer die Kontrolle über Schmerzen behalten (ja, Schläge tun weh; viel schlimmer ist für viele Menschen aber der Kontrollverlust). Wer sich nicht entwürdigen lässt und nicht die Reaktion liefert, die der Täter erwartet, bleibt Herr oder Frau seiner Gefühle – und behält die Würde.

Praktische Regel: Jede Einlassung, jedes Sich-rechtfertigen bestärkt den Täter. Das Opfer ist vor allem als Projektionsfläche nützlich, wenn es sich genauso einschüchtern lässt wie einst der Täter. Setzen Sie klare Grenzen – und halten Sie sie. Wenn Sie sich wehren müssen, dann nur mit der Ausstrahlung von Überzeugung und Autorität, nicht aus einer spontanen Stichflamme von Mut. Sonst lauert Vergeltung.

Zum Schluss noch eine menschliche Perspektive: Jeder Mensch sehnt sich nach Frieden. Auch der Täter. Man muss ihm den nur ernsthaft anbieten. Gründe, um sich weiter mobben zu lassen, sind: Angst vor Rache und Repressalien, Angst vor Einsamkeit, Angst, für schwach oder für egoistisch gehalten zu werden, Angst, sich moralisch schuldig zu machen, Verlangen nach Rache oder Gerechtigkeit sowie der Glaube, nur Gegengewalt wäre die Lösung, oder die Hoffnung darauf, ein Retter würde kommen. Wer das Muster durchschaut, der kann dem Spuk augenblicklich ein Ende setzen – ich habe es selbst erlebt. Es funktioniert sofort.

Mehr dazu in meinem Buch *Wie unsere Psyche tickt,* erschienen im Mankau Verlag.

Und Sie?

Wie gesagt: Was andere schaffen, schaffen Sie auch!
Es geht los.

Vielleicht erkennen Sie sich in einem dieser Menschen wieder. Vielleicht in mehreren. Vielleicht in keinem, aber Sie ahnen: *Da könnte etwas dran sein.*

Die gute Nachricht: Diese Menschen waren nicht besser, stärker oder heiliger als Sie. Sie waren einfach bereit hinzuschauen. Und sich selbst nicht mehr zu bekämpfen.

Was andere geschafft haben, können auch Sie.

Denn die Reise beginnt nicht mit dem Verzicht. Sondern mit der Entscheidung: *Ich höre auf, gegen mich zu kämpfen. Ich höre zu. Ich verstehe. Und ich verändere mich. Von innen heraus.*

Und dann? Beginnt etwas Wunderbares: Ihr Körper reagiert. Mit Vertrauen. Mit Wandlung. Mit Leichtigkeit.

Trost ist manchmal besser als Hilfe

Wenn einige Dinge in diesem Buch Sie erschüttert (getriggert) haben, bedeutet das: Hier gibt es ungelöste Themen aus der Kindheit. Um sanft und sicher wieder in ruhiges Fahrwasser zu kommen, beantworten Sie sich folgende Fragen:

- ☞ Was ganz genau hat Sie erschüttert?
- ☞ Warum ist das so schlimm für Sie?
- ☞ Wann haben Sie dieses ungute Gefühl zum ersten Mal im Leben verspürt?
- ☞ Wie können Sie nun mit einiger Zeit Abstand vom ursprünglichen Ereignis damit neutraler umgehen?

Es ist völlig normal, dass unverarbeitete Kindheitsverletzungen durch Trigger erinnert werden können.

Willkommen in Ihrem neuen Leben!

Teil II

Die Zehn-Tage-Abnehm-Offensive

Einladende Einleitung

Herzlichen Glückwunsch! Sie stehen am Anfang einer kleinen, aber kraftvollen Revolution. In den nächsten zehn Tagen geht es nicht um das, *was* Sie essen. Es geht darum, *warum* Sie essen und was Sie *wirklich* brauchen.

Keine Kalorienzählerei. Kein Verzicht. Keine eiserne Disziplin.

Stattdessen: tägliche Denkanstöße, emotionale Entlastung, überraschende Einsichten und eine neue Verbindung zu Ihrem Körper. Das Einzige, was Sie dafür brauchen, sind Neugier, Offenheit und ein bisschen tägliche Aufmerksamkeit für sich selbst.

Sie werden staunen, was sich verändern kann, wenn Sie aufhören zu kämpfen – und anfangen zu verstehen.

Lesen Sie ab jetzt jeden Tag nur noch das jeweilige Kapitel des Tages, und handeln Sie danach. Sie haben jetzt so lange versucht, irgendwie abzunehmen, da kommt es auf zehn Tage auch nicht mehr an. Seien Sie nicht ungeduldig, sondern achtsam. Sie bekommen fürs Abnehmen ohnehin keine dauerhafte Anerkennung oder gar einen Orden, sondern Ihre Lebensqualität zurück. Also, ziehen wir es durch!

Ohne Happy End geht bei mir keiner nach Hause!

Tag 1: Die Abnehm-Offensive beginnt

Tagesmotto:
Ich entscheide mich heute für mich, nicht gegen mich.

Definieren Sie sich neu!

In den vorangegangenen Kapiteln wurde alles gesagt. Die Theorie steht. Sie verstehen den Zusammenhang zwischen Emotionen, unbewussten Programmen, körperlichem Schutz und Essverhalten. Sie wissen, dass Übergewicht keine Schuldfrage ist – sondern eine Einladung zur Selbstklärung.

Doch theoretisches Wissen allein verändert meist nicht genug. Die Komponenten Emotion und Relevanz müssen hinzukommen. Also Handeln oder Tun. Das Tun ist der Wendepunkt. Denn Tun befreit aus der Ohnmacht. Tun schafft Fakten. Tun ersetzt Selbstvorwürfe durch Selbstwirksamkeit. Nicht, weil Sie diszipliniert sein müssen, sondern weil Sie leben wollen.

Und zwar so, wie Sie wirklich sind: nicht als »Dickerchen«, »Moppel«, »die Dicke mit dem Lächeln« oder »der fette Kumpel mit Humor«, sondern als Mensch mit einem

Namen. Mit einer Geschichte. Und mit einem neuen Kapitel, das jetzt beginnt.

Nutzen Sie ab jetzt Ihren Vornamen, nicht Ihren alten Spitznamen. Schreiben Sie sich diesen Namen groß auf die erste Seite Ihres Tagebuchs, in Ihr Handy, auf Ihren Badezimmerspiegel. Definieren Sie sich neu! Erlauben Sie sich, Sie selbst zu sein. Falls Sie Ihren Vornamen nicht mögen, so können Sie sicher sein, dass eine Geschichte dahintersteckt. Ich kenne Menschen, die sich selbst die absurdesten Fantasienamen geben, nur um sich von den Erwartungen der eigenen Eltern zu distanzieren. Das Problem: Dadurch zementiert man die gestörte Beziehung bis in alle Ewigkeit.

Also weg mit den Spitznamen, spirituellen Namen, Ritualnamen, verliehenen Namen. Respektieren und achten Sie sich so, wie Sie wirklich heißen! Es kann sein, dass Sie an Ihren Geburtsnamen negative Emotionen geknüpft haben. Beispielsweise, wenn man sie oft liebevoll mit einem Kosenamen rief, aber wehe, Sie hatten Mist gebaut und kriegten Ärger. Dann waren Sie nicht mehr Susi, sondern Susanne, nicht mehr Schorschi, sondern Georg.

Es mag tausend Gründe geben, warum Sie Ihren Namen ablegen, doch hier geht es ums Annehmen. Also schenken Sie Ihren Eltern diesen Punkt – Hauptsache, Sie nehmen ab!

Denn so beginnt Veränderung – indem Sie sich nicht mehr als Problem sehen, sondern als Protagonist in Ihrer Geschichte.

Die nächsten zehn Tage sind kein Test. Keine Diät. Kein Wettbewerb. Sie sind ein Abenteuer. Ein Experiment. Ein Geschenk an Sie selbst. Und Sie werden sehen: *Freude und Hoffnung sind die Gegengifte zu Stress, Schuld und Scham.*

Was jetzt kommt, ist kein Programm. Es ist Ihre *Abnehm-Offensive* – von innen nach außen. Ohne Druck, aber mit Richtung. Ohne Verzicht, aber mit Klarheit. Und mit einem neuen Gefühl: *Ich tue es, weil ich mir endlich vertraue.*

Einführung: Die Wende beginnt im Kopf

Herzlich willkommen zum ersten Tag Ihrer persönlichen Abnehm-Offensive. Und ja – Sie dürfen stolz sein, dass Sie an diesem Punkt stehen. Denn allein die Entscheidung, sich mit Ihrem Gewicht und Ihrem Essverhalten nicht mehr kämpferisch, sondern achtsam und verständnisvoll auseinanderzusetzen, ist revolutionär. Sie wollen nicht gegen Ihren Körper gewinnen, Sie wollen ihn endlich verstehen.

Heute beginnt keine Diät. Heute findet ein Perspektivwechsel statt. Sie treten heute innerlich an sich selbst heran – nicht mit einem Maßband, sondern mit einer Frage:

Was wünsche ich mir eigentlich wirklich, wenn ich sage, dass ich abnehmen will?

Psychologischer Impuls: Warum der Anfang so wichtig ist

Die meisten Menschen wollen abnehmen, weil sie sich unwohl fühlen – nicht unbedingt, weil sie medizinisch gefährdet sind. Dieses Unwohlsein ist meist kein physisches, sondern ein emotionales Spannungsfeld:

- ☞ Man fühlt sich fremdbestimmt.
- ☞ Man empfindet sich als falsch, überflüssig oder »zu viel«.
- ☞ Man hat das Gefühl, »nicht dazuzugehören« oder »nicht gut genug zu sein«.

Die Angst vor Kritik ist der eigentliche Grund für den Wunsch abzunehmen – nicht das Fett an sich. Und genau hier beginnt Ihre Abnehm-Offensive: Mit dem Entschluss, nicht mehr gegen Ihren vom Gewissen kritisierten Körper, sondern mit Ihren Rechten, Ihren Bedürfnissen und Ihrer Würde zu arbeiten.

Die Aufgabe des Tages: Ihre bewusste Entscheidung

Nehmen Sie sich heute mindestens 30 Minuten Zeit für sich. Machen Sie es sich bequem, bereiten Sie sich einen Tee zu, nehmen Sie Ihr Notizbuch oder Tagebuch zur Hand – und schreiben Sie einen Brief an sich selbst.

Leitfragen für Ihren Brief

1. Warum möchte ich *wirklich* abnehmen? (Nicht »weil die Hose kneift«, sondern: *Wie möchte ich mich fühlen?*)
2. Was glaube ich, wie ich mich fühle, wenn ich schlank bin? (Sicherer? Selbstbestimmter? Begehrenswerter? Lebendiger?)
3. Was will ich nicht mehr erleben? (Sich schämen? Sich vergleichen? Sich verstecken?)
4. Was wünsche ich mir stattdessen? (Freiheit? Selbstannahme? Stolz? Frieden?)
5. Warum genau habe ich zugenommen?

Sie müssen nicht schön schreiben. Sie müssen nur ehrlich sein. Schreiben Sie, als wäre es ein Gespräch mit einem alten, weisen Freund, der nichts bewertet.

Fallbeispiel:

Stefanie und die Würde der Entscheidung

Stefanie, 38, war Lehrerin, Mutter und chronische Diät-Wiederholungstäterin. Jedes Jahr ein neuer Plan. Jedes Jahr das gleiche Ergebnis: Anfangsmotivation, Disziplin, Rückfall.

Als sie zu mir kam, fragte ich sie nicht nach ihrem Gewicht, sondern: »Warum glauben Sie, dass Sie sich nicht so lieben dürfen, wie Sie jetzt sind?«

Sie begann zu weinen. Im Laufe des Gesprächs wurde klar: Sie hatte nie gelernt, dass sie einfach zufrieden sein, sich annehmen darf – ohne Bedingung, ohne äußere Genehmigung. An diesem Tag schrieb sie sich einen Brief mit dem Satz: »Ich mache diesen Weg nicht, um endlich liebenswert zu sein – sondern weil ich es längst bin.«

Drei Monate später hatte sie zehn Kilo verloren und drei emotionale Tonnen Ballast abgeworfen. Der Unterschied war nicht das Essen. Den Unterschied machte ihre Entscheidung.

⭑ Reflexion für den Abend ⭑

Stellen Sie sich heute Abend diese drei Fragen – ruhig vor dem Einschlafen:

1. »Was habe ich heute über mich erfahren, das ich bisher nicht sehen konnte?«
2. »Wo habe ich mich heute gegen mich gewendet – und wie hätte ich mich auch für mich entscheiden können?«
3. »Welche kleine Entscheidung kann ich morgen für mich treffen, ganz ohne Zwang?«

Abschlussaffirmation für Tag 1

Ich gehe los – nicht um jemand anderes zu werden, sondern um endlich ganz ich selbst zu sein.

Tag 2:

Gedanken machen Fett – oder frei

Tagesmotto:
Ich bin nicht, was ich wiege – ich bin, was ich über mich denke.

Einführung: Der Ursprung liegt im Kopf, nicht in der Küche

Willkommen zu Tag 2 – dem Tag der Erkenntnis. Heute werden Sie verstehen, warum der wichtigste Teil beim Abnehmen oberhalb der Halskrause liegt. Nicht Ihr Magen entscheidet über Ihr Gewicht. Nicht Ihr Stoffwechsel. Nicht Ihre Gene. Sondern Ihre Gedanken.

Was Sie sich tagtäglich über sich selbst erzählen, wird biochemisch Realität. Das klingt esoterisch? Das ist es nicht. Es ist Neurobiologie in Aktion.

Denn Ihre Gedanken steuern Ihre Hormone, Ihre Hormone steuern Ihr Essverhalten, und Ihr Essverhalten formt Ihren Körper.

Psychologischer Impuls: Worte werden Botenstoffe

Wenn Sie denken: *Ich bin zu dick, ich bin undiszipliniert, ich werde es nie schaffen,* dann produziert Ihr Körper genau den passenden Hormoncocktail:

- ☞ Cortisol wird mehr (Stress).
- ☞ Insulin wird mehr (Speichern!).
- ☞ Der Serotoninspiegel fällt (Wohlgefühl sinkt).
- ☞ Die Folge ist: Heißhunger, innere Unruhe und Kompensation durch Essen.

Wenn Sie dagegen denken: *Ich bin auf dem Weg, ich bin neugierig, ich darf Fehler machen,* dann sinkt das Cortisol, Oxytocin und Dopamin steigen, und Ihr Körper schaltet auf *Loslassen* statt Festhalten.

Sie können sich also nicht in einen schlanken Körper hineinhassen, aber Sie können sich dorthin denken.

Die Aufgabe des Tages: Gedanken aufdecken und umprogrammieren

Teil 1: Ihre internen Diät-Gesetze

Nehmen Sie sich heute Zeit, und notieren Sie alles, was Sie über sich, Ihren Körper, Ihr Essverhalten und Ihr Gewicht denken. Schreiben Sie ehrlich, ohne zu beschönigen.

Beispiele:

- ☞ »Ich habe keine Willenskraft.«
- ☞ »Ich bin essgestört.«
- ☞ »Wenn ich schlank wäre, würde ich sicher dazugehören.«

- ☞ »Ich sabotiere mich immer selbst.«
- ☞ »Ich habe Angst vor dem Jo-Jo.«

Markieren Sie die Gedanken, die Ihnen am stärksten auffallen.

Teil 2: Reframing – neue Worte für alte Wunden

Jetzt nehmen Sie sich jeden dieser Gedanken einzeln vor und formulieren ihn so um, wie ein wohlwollender Coach oder eine liebevolle Freundin es tun würde.

Beispiele:

- ☞ »Ich habe keine Willenskraft.« → »Ich habe mir Strategien angewöhnt, die mich beschützen. Jetzt darf ich neue lernen.«
- ☞ »Ich bin essgestört.« → »Ich habe gelernt, über Essen mit Gefühlen umzugehen, jetzt finde ich neue Wege.«
- ☞ »Ich gehöre nicht dazu.« → »Ich muss mich nicht verändern, um wertvoll zu sein. Ich darf dazugehören, so, wie ich bin.«

Lesen Sie diese Sätze heute mehrmals bewusst laut vor – idealerweise vor dem Spiegel.

Fallbeispiel:

Ronny und der Satz im Kopf

Ronny, 45, war Lagerarbeiter, hatte 30 Kilo Übergewicht und bezeichnete sich selbst als »hoffnungslosen Fall«. Auf meine Frage, was der schlimmste Satz sei, den er zu sich selbst sagt, antwortete er: »Ich war schon im Bauch meiner Mutter unerwünscht.«

Dieser Gedanke bestimmte alles: sein Essverhalten, seine Beziehungen, sein Selbstbild.

Er schrieb diesen Satz um: »Ich war zwar nicht geplant – aber ich bin gewollt, weil ich jetzt Verantwortung für mich übernehme.« Dieser Satz wurde sein inneres Mantra – und sein Körper hörte auf, gegen ihn zu arbeiten.

★ Reflexion für den Abend ★

Fragen Sie sich heute Abend:

1. Welcher Gedanke über mich hat mich heute am meisten gestresst?
2. Welche neue Formulierung hätte mir geholfen?
3. Habe ich bemerkt, wie sich mein Körpergefühl durch Gedanken verändert?

Schreiben Sie die drei wichtigsten positiven Gedanken des Tages auf, und legen Sie sie sich ans Bett.

Abschlussaffirmation für Tag 2
Ich denke über mich, was ich mir wünsche, das meine Freunde über mich denken.

Tag 3:
Was will ich wirklich – wenn ich esse?

Tagesmotto:
Hinter dem Appetit steckt immer ein echtes Bedürfnis.

Einführung: Der verborgene Sinn hinter dem Bissen

Heute geht es um eine der ehrlichsten Fragen auf dem Weg zur Veränderung: Was brauche ich wirklich – wenn ich essen will, obwohl ich keinen Hunger habe? Denn seien wir ehrlich: Die meisten »Ess-Attacken« haben wenig mit einem leeren Magen zu tun. Sie beginnen nicht im Bauch, sondern im Nervensystem.

Man fühlt sich gestresst, abgelehnt, gelangweilt oder überfordert, und plötzlich schreit der Körper: »Keks! Jetzt!« Doch der Keks ist nicht das Ziel. Er ist nur ein Symbol. Ein Ersatz. Ein Trostpflaster. Die Wahrheit lautet: *Sie essen nicht, weil Sie hungrig sind – sondern weil Sie sich nach etwas sehnen.*

Psychologischer Impuls: Der Appetit als Dolmetscher der Seele

Appetit ist ein Übersetzungsversuch. Ein Versuch des Körpers, ein inneres Bedürfnis auszudrücken, das bisher kein Gehör gefunden hat. Was könnte das sein?

- ☞ Nähe
- ☞ Ruhe
- ☞ Anerkennung
- ☞ Ablenkung
- ☞ Kontrolle
- ☞ Geborgenheit
- ☞ Das gute Gefühl, »es sich verdient zu haben«

Wenn Sie bei Frust zum Kühlschrank gehen, fragt Ihr Körper nicht: »Was ist nährstoffreich?«

Er fragt: »Was hilft mir, diesen Druck loszuwerden?«

Ihr Appetit ist also nicht dumm. Er ist genial. Nur irrational und damit veraltet. Er greift auf das zurück, was Ihr Körper früher gelernt hat: Wenn ich schreie – bekomme ich etwas Warmes, Süßes, Weiches, also Schutz. Und dann wird's wieder gut.

Die Aufgabe des Tages: Das wahre Bedürfnis finden

Heute werden Sie Ernährungsdetektiv – und zwar für Ihre Gefühle.

Beobachten Sie sich, wenn der Appetit kommt

Immer wenn Sie heute essen möchten – besonders außerhalb der Hauptmahlzeiten – stellen Sie sich drei Fragen:

1. »Habe ich physischen Hunger?«
2. »Wenn nicht: Was fühle ich gerade?«
3. »Was würde ich brauchen, um dieses Gefühl zu regulieren – ohne Essen?«

Tipp: Wenn Sie auf »Lust auf Süßes« kommen, denken Sie daran: Süßes steht oft für Nähe, Anerkennung und Trost.

Schreiben Sie Ihre Erkenntnisse über mindestens drei »Essimpulse« heute auf.

Beispiel:

- Uhrzeit: 16:45
- Impuls: Lust auf Kekse
- Gefühl: Einsamkeit nach anstrengendem Meeting
- Wahres Bedürfnis: Wertschätzung, Gespräch
- Alternative: zehn Minuten frische Luft, Nachricht an Freundin

Damit entlarven Sie, worauf Sie wirklich *Hunger* haben, was Ihnen wirklich fehlt, denn das alles landete in Form von gespeicherten Emotionen auf den Rippen. Denken Sie daran: Sie sind nicht die oder der Einzige. Rund eine Milliarde Menschen auf der Welt ergeht es ebenso. Aber Sie gehören zu den Mutigen, die sich den verborgenen Gefühlen ehrlich stellen wollen und dies schließlich auch tun, deswegen lesen Sie ja dieses Buch.

Fallbeispiel:

Lisa und das »Abendbrot der Zärtlichkeit«

Lisa, 35, Projektmanagerin und zweifache Mutter, kam zu mir mit dem Satz: »Ich kann abends nicht auf mein Eis verzichten. Ich brauche das einfach.«

Bei näherem Hinsehen wurde klar: Das Eis stand nicht für Genuss, sondern für eine Form von Nähe, die sie sich tagsüber verwehrte. Als Kind hatte sie von ihrer Großmutter nach einem Streit mit der Mutter immer ein Eis bekommen.

Die Botschaft war: *Ich sehe dich. Ich bin für dich da.*

Heute reproduzierte sie dieses Gefühl – nur ohne Großmutter, dafür mit Eisbecher.

Nach einer emotionalen Übung begann sie, abends mit sich selbst liebevoll zu sprechen. Manchmal schrieb sie sich kleine Zettel mit dem Satz: *Ich sehe dich. Ich bin für dich da.*

Und siehe da: Das Eis wurde weniger wichtig. Nicht verboten, nur überflüssiger.

★ Reflexion für den Abend ★

Stellen Sie sich zum Abschluss des Tages folgende Fragen:

1. Wann habe ich heute aus echtem Hunger gegessen – und wann aus Gefühl?
2. Was war mein häufigstes emotionales Bedürfnis?
3. Was hätte ich mir heute emotional geben können – statt mir etwas zu essen zu holen?

Optional: Schreiben Sie eine Liste mit Dingen, die Ihnen guttun – ohne Essen. (Beispiele: Duschen, Spazierengehen, Musik hören, Schreiben, die Kuscheldecke, Lächeln, Luftholen)

Abschlussaffirmation für Tag 3

Ich esse, wenn ich hungrig bin – und kümmere mich um mich, wenn ich etwas anderes brauche.

Tag 4:
Loslassen statt festhalten

Tagesmotto:
Ich muss nicht alles behalten – auch nicht mein altes Ich.

Einführung:
Die Kunst des inneren Aufräumens

Abnehmen bedeutet oft mehr als Gewichtsverlust – es bedeutet das Abwerfen von altem Ballast. Und der kann sehr vielfältig sein:

- ☞ Alte Gedankenmuster
- ☞ Überholte Rollenbilder
- ☞ Emotionale Schutzstrategien
- ☞ Ungelöste Verletzungen
- ☞ Die Angst vor Mangel

Viele Menschen halten (unbewusst) an ihrem Gewicht fest, weil es etwas Altes schützt: Sicherheit, Erinnerung, Zugehörigkeit oder Identität. Deshalb wirkt der körperliche Ballast oft wie ein Anker – in einem Leben, das sich längst verändern möchte. Und genau da setzen wir heute an: mit der Kunst des bewussten Loslassens.

Psychologischer Impuls: Warum wir festhalten

Ihr Unterbewusstsein liebt die Ordnung, nicht die Wahrheit. Es wählt lieber das bekannte Unglück als das unbekannte Glück. Deshalb speichert es Erfahrungen, Strategien und Glaubenssätze wie Akten in einem überfüllten Archiv – auch wenn sie längst überholt sind.

Das betrifft nicht nur seelische Überzeugungen, sondern auch körperliche Programme:

- ☞ Wenn ich klein, leise und rund bin, falle ich weniger auf.
- ☞ Wenn ich vieles aufhebe, bin ich sicher in schlechten Zeiten.
- ☞ Wenn ich esse, schütze ich mich vor Schmerz.

Das bedeutet:
Nicht der Schokoriegel ist das Problem – sondern das Festhalten an einer Geschichte, in der der Schokoriegel eine Funktion hatte.

Die Aufgabe des Tages: Loslassen auf mehreren Ebenen

Teil 1: Inneres Inventar – Was trage ich mit mir herum?

Nehmen Sie sich heute Zeit, und schreiben Sie auf:

1. Welche alten Glaubenssätze begleiten mich bis heute? (z. B. »Ich muss funktionieren«, »Ich bin nicht gut genug«, »Ich darf mich nicht zeigen«)
2. Welche alten Verletzungen trage ich noch mit mir herum? (Schulzeit, Eltern, Trennung, Demütigung?)

3. Welche Rolle habe ich übernommen, die nicht mehr zu mir passt? (z. B. »der Versorger«, »die Starke«, »die Brave«, »der Verdränger«)
4. Und: Was darf ich heute loslassen?

Schreiben Sie alle Punkte ungefiltert auf, und, wenn Sie möchten, zerreißen oder verbrennen Sie den Zettel als symbolischen Akt.

Teil 2: Äußeres Aufräumen – Ausmisten als Handlung

Nehmen Sie sich heute einen kleinen Bereich in Ihrem Zuhause vor: eine Schublade, ein Fach, einen Karton, eine Ecke im Kleiderschrank. Fragen Sie sich bei jedem Gegenstand:

Brauche ich das – oder steht es für etwas, das ich längst loslassen wollte?

Heben Sie nichts mehr auf, was in Ihnen Schuldgefühle, Pflichtgefühl oder ein schlechtes Gewissen auslöst. Wenn möglich, geben Sie mindestens drei Dinge weg, die symbolisch für »früher« stehen, und die Ihr neues Ich nicht mehr braucht.

Fallbeispiel

Caro und der Kasten voller Kinderklamotten

Caro, 40, kam mit dem Wunsch, endlich ihre »Schutzschicht« loszuwerden. Doch beim Coaching wurde schnell klar: Sie bewahrte zu Hause im Keller einen Karton mit Babykleidung ihres verstorbenen Sohnes auf.

Dieser Karton war kein Stauraum, er war ein seelischer Speicher. Das Fett auf ihrem Körper war nicht nur ein Schutz vor dem Schmerz, es war ein Denkmal.

Nach einem behutsamen Prozess, in welchem ich in einen

imaginären Dialog mit ihrem Sohn trat und ihn sagen ließ, dass er wohlauf sei und dass es im Leben nicht um die Dauer, sondern um die Verwirklichung der Persönlichkeit gehe – und die war ihm aufgrund von Behütung, Beobachtung und Erwartungsdruck der Mutter als kleines Kind nicht konfliktfrei möglich gewesen –, entschied sie sich, die Sachen an ein Kinderhospiz zu spenden. Sie sagte: »Ich lasse ihn los, und ich lasse den Schmerz los.«

In den nächsten Monaten verlor sie Gewicht – und gewann emotionale Beweglichkeit. Nicht, weil sie sich anstrengte. Sondern weil sie aufhörte festzuhalten.

⋆ Reflexion für den Abend ⋆

Fragen Sie sich heute:

1. Was in meinem Leben ist »zu viel« geworden – nicht nur auf der Waage?
2. Was wäre, wenn ich dieses »Zuviel« nicht mehr bräuchte?
3. Welche Kleinigkeit kann ich morgen tun, um loszulassen?

Optional: Schreiben Sie einen Brief an ein früheres Ich – aus dem Heute heraus. Danken Sie ihm für das, was es geleistet hat. Und geben Sie ihm die Erlaubnis loszulassen.

Abschlussaffirmation für Tag 4

Ich bin bereit, leichter zu leben – innen wie außen.

Tag 5:

Der Spiegel und das Selbstbild – Ich sehe mich mit anderen Augen

Tagesmotto:
Ich bin nicht das, was ich im Spiegel sehe – ich bin, wie ich mich anschaue.

Einführung: Wer schaut da eigentlich zurück?

Wenn Sie sich heute im Spiegel ansehen, was sehen Sie zuerst? Die Falten? Den Bauch? Die Dellen an den Oberschenkeln? Die Augenringe? Oder sehen Sie die Frau, den Mann, der so viel erlebt, getragen, überlebt, geliebt, gearbeitet und gegeben hat?

Heute geht es nicht um den Spiegel an der Wand – sondern um den Spiegel in Ihrem Inneren. Denn was Sie dort sehen, ist nicht objektiv. Es ist das Bild, das Ihre Gedanken von Ihnen gezeichnet haben.

Und wenn dieses Bild von Scham, Kritik oder Ablehnung geprägt ist, dann wird Ihr Körper niemals loslassen. Warum sollte er auch? Wer fühlt sich freiwillig nackt in einem feindseligen Blick? Deshalb trainieren wir heute eine neue Fähigkeit: freundlich sehen lernen.

Psychologischer Impuls: Selbstbild formt Körperbild

Ihr Gehirn bewertet pro Sekunde Millionen Sinneseindrücke. Und die meisten davon ganz automatisch. Wenn Sie jeden Morgen denken: *Ich sehe schrecklich aus,* dann ist das nicht die Realität, sondern ein neuronales Programm, das sich immer wieder selbst bestätigt.

Was viele nicht wissen: Das Selbstbild ist kein fester Bestandteil der Persönlichkeit, es ist veränderbar. Nicht durch Botox, sondern durch Bewusstheit.

Je freundlicher Sie sich selbst begegnen, desto mehr verändert sich nicht nur Ihre Körperhaltung, sondern tatsächlich auch Ihre Körperchemie. Studien zeigen: Freundliche Selbstwahrnehmung senkt Stress, verbessert Immunantworten und fördert sogar den Stoffwechsel.

Die Aufgabe des Tages: Der Spiegeltest

Teil 1: Der ehrliche Blick

Stellen Sie sich heute bewusst vor den Spiegel, bekleidet oder unbekleidet, wie es für Sie gerade möglich ist.

- Schauen Sie sich an – nicht wie ein Kritiker, sondern wie ein neugieriger Entdecker.
- Atmen Sie tief ein und aus.
- Sagen Sie sich laut oder innerlich: »Ich bin bereit, mich zu sehen – ohne Urteil.«

Notieren Sie Ihre ersten spontanen Gedanken. Dann hinterfragen Sie:

- ☞ Woher stammt dieser Gedanke?
- ☞ Würde ich so mit meinem Kind oder Partner sprechen?
- ☞ Wem gehört dieser Blick? Ist er wirklich meiner?

Teil 2: Die Spiegel-Anerkennung

Jetzt kommt der magische Moment. Sagen Sie sich im Spiegel drei Sätze – auch wenn sie sich anfangs seltsam anfühlen:

1. »Ich bin mehr als mein Körper.«
2. »Ich habe diesen Körper nicht angedreht bekommen, ich habe ihn mit erschaffen.«
3. »Ich darf mich heute schon annehmen – nicht erst, wenn ich schlank bin.«

Bonusaufgabe: Schreiben Sie sich eine kleine Liebesnotiz mit Lippenstift oder Kajal direkt auf den Spiegel – oder mit Kuli auf einen Zettel daneben.

Zum Beispiel:
»Danke, dass du da bist.«
»Du bist schön – nicht perfekt, sondern echt.«
»Heute ist ein guter Tag, dich freundlich zu behandeln.«

Fallbeispiel

Melanie und das Foto vom früheren Ich

Melanie, 53, hatte immer wieder alte Fotos von sich aufgehoben – aus der Zeit, in der sie »noch schlank war«. Sie betrachtete sie wie Reliquien und sagte Sätze wie: »Wenn ich wieder so aussehen würde, würde ich mich endlich lieben.«

Im Coaching erkannte sie: Auch damals hatte sie sich nicht geliebt. Nur verglichen.

Und das aktuelle Bild von sich selbst war ein Feindbild, kein Selbstbild.

Wir machten eine Übung: Sie suchte ein aktuelles Foto, auf dem sie lachte. Dieses Bild klebte sie an den Kühlschrank, nicht als Kontrolle, sondern als Erinnerung: *Diese Frau verdient Zuwendung – kein Urteil.*

Drei Wochen später schrieb sie: *Ich esse bewusster – nicht weil ich muss. Sondern weil ich dieser Frau auf dem Bild nichts mehr antun will.*

⋆ Reflexion für den Abend ⋆

Heute Abend – am besten vor dem Schlafengehen – fragen Sie sich:

1. Was habe ich heute im Spiegel gesehen, das ich sonst übersehe?
2. Was habe ich heute an mir anerkannt?
3. Wie hat sich mein Körpergefühl verändert, als ich mich freundlich angeschaut habe?

Notieren Sie Ihre Antworten – oder flüstern Sie sie sich selbst im Dunkeln zu. Es darf heilen.

Abschlussaffirmation für Tag 5
Ich darf mich lieben, so wie ich bin – und mich entwickeln, wie ich will.

Halbzeit-Bilanz: Feiern Sie sich!

Gratulation, Sie haben die Hälfte geschafft! Fünf Tage liegen hinter Ihnen, an denen Sie sich nicht gezwungen, sondern verstanden haben. An denen Sie nicht gegen sich gekämpft, sondern sich zugehört haben. Und wenn alles gut läuft, ist genau das bereits spürbar:

Vielleicht sitzt die Kleidung ein kleines bisschen lockerer.
Vielleicht ist der Blick in den Spiegel milder geworden.
Vielleicht ist die Waage noch still – aber die innere Stimme sagt:
Ich bin auf dem richtigen Weg.

Das Zunehmen hat aufgehört. Und das ist der erste große Sieg. Denn damit ist der Kreislauf durchbrochen, der so lange aus Frust, Appetit und schlechtem Gewissen bestand.

Sie sind nicht am Ziel – aber Sie sind auf einer unumkehrbaren Route. Nach zehn Tagen sind Sie nicht »schlank«, sondern immun gegen alte Kindheitsmuster, die Ihr Verhalten steuerten.
Das ist viel mehr wert.

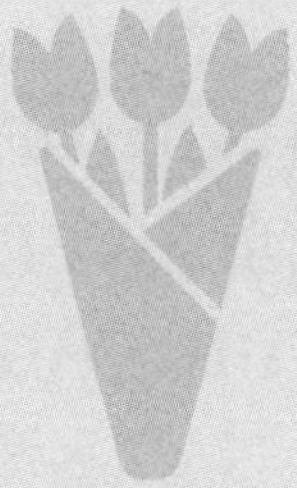

Feiern Sie sich! Nicht für das, was Sie abgenommen haben – sondern für das, was Sie nicht mehr bereit sind zu tragen.

Tag 6:
Das Fett als Freund – Was mich schützt, darf ich verstehen

Tagesmotto:
Ich danke meinem Körper für alles, was er für mich getan hat.

Einführung: Fett – ein Missverstandener mit guter Absicht

Heute ist ein Wendepunkt. Es geht um das, was viele weghaben wollen – und das, was oft am meisten gebraucht wurde: das Fett.

Das Fett ist nicht Ihr Feind. Es ist kein Versagen, keine Sünde, kein moralischer Makel. Es ist ein biologischer Ausdruck Ihrer unterbewussten, also emotionalen Intelligenz.

Ihr Körper speichert Fett nicht, weil er irrational ist, sondern weil er Sie beschützen will.

Vor Mangel. Vor Kälte. Vor Schmerz. Vor emotionaler Überforderung.

Viele Menschen tragen ihr Fett wie eine dicke Jacke durchs Leben. Und diese Jacke kann unglaublich wichtig gewesen sein.

Deshalb geht es heute nicht darum, sie gewaltsam auszuziehen, sondern sich zu fragen:

Wann hat sie mir gedient? Und wann darf ich sie loslassen?

Psychologischer Impuls: Fett als emotionale Sicherheitsweste

Der Körper baut bei Unsicherheit Fett auf. Das kann durch Hunger entstehen, aber auch durch seelische Not:

- ☞ Wenn Sie sich oft ausgeliefert fühlen → Fett dient als Polster.
- ☞ Wenn Sie sich übersehen fühlen → Fett macht »mehr Raum«.
- ☞ Wenn Sie Grenzen brauchen, die emotional nicht gezogen wurden → Fett schafft Distanz.

Das Unterbewusstsein weiß: Wenn ich weicher, größer oder weniger anziehend wirke, bin ich sicherer. Fett schützt. Und solange dieser Schutz gebraucht wird, hält der Körper daran fest. Verstehen Sie das, brauchen Sie keinen Willenskampf mehr. Nur einen Perspektivwechsel.

Aufgabe des Tages: Dialog mit Ihrem Körperfett

Teil 1: Körperliche Annäherung

Nehmen Sie sich heute Zeit – in Ruhe, mit warmen Händen und einem wohlwollenden Blick.

1. Legen Sie Ihre Hand auf die Körperstelle, die Sie am meisten stört – Bauch, Hüfte, Oberschenkel.
2. Spüren Sie die Wärme Ihrer Hand. Schließen Sie die Augen.
3. Sagen Sie innerlich: *Ich bin bereit, dich zu verstehen.*

Was taucht auf? Vielleicht Erinnerungen. Gefühle. Vielleicht Tränen. Lassen Sie es geschehen.

Teil 2: Schreiben Sie einen Brief an Ihr Fett

Da Sie mir ja bis hierher offenbar vertraut haben, nötige ich Ihnen noch ein weiteres Mal ab, dass Sie sich auf mich und meine Erfahrung einlassen. Denn was jetzt kommt, klingt vielleicht befremdlich, das ist es aber nur für den inneren Türsteher, den skeptischen Verstand, der niemanden mit den falschen Schuhen in die Disco lässt. Der Adressat dieser Übung ist aber der DJ Ihres Körpers: Ihre Emotionen. Schreiben Sie bitte einen Brief an Ihr Fett.

Beginnen Sie mit: *Liebes Fett, ich habe dich lange bekämpft. Heute möchte ich wissen: Was hast du für mich getan?*

Und lassen Sie Ihre Intuition schreiben.

Fragen Sie:

☞ Wovor hast du mich geschützt?
☞ Wann hast du mir geholfen?
☞ Was wäre, wenn ich dir nicht mehr böse bin?

Am Ende des Briefs: *Ich danke dir. Und wenn du gehen willst: Ich lasse dich in Frieden los.*

Bewahren Sie diesen Brief auf – oder verbrennen Sie ihn symbolisch. Wenn Sie alles richtig gemacht haben, legt der DJ nämlich jetzt eine andere Platte auf. Eine, zu der Sie tanzen können.

Fallbeispiel:

Weiblichkeit macht schlank

Nadine war 33 Jahre alt, als sie zu mir ins Coaching kam. Auf den ersten Blick eine intelligente, selbstständige Frau – doch ihre Haltung verriet Zurückhaltung. Sie kleidete sich praktisch, wirkte kontrolliert und machte alles, um nicht aufzufallen. Weibliche Kleidung, Make-up oder gar ein spielerisches Auftreten? Fehlanzeige.

Im Gespräch zeigte sich schnell die Wurzel: Nadine hatte in ihrer Kindheit immer das Gefühl gehabt, »nur ein Mädchen« zu sein. Ihr Vater hatte sich insgeheim einen Sohn gewünscht, ihr großer Bruder wurde als der »Starke« und »Brauchbare« bewundert, Nadine dagegen fühlte sich wie die zweite Wahl. Ihre weiblichen Seiten unterdrückte sie. Alles, was sie selbst mit »Mädchenhaftigkeit« verband – Tanzen, Kleider, Leichtigkeit –, war für sie gleichbedeutend mit Schwäche. Also passte sie sich an: sachlich, brav, unauffällig.

Doch innerlich kostete sie dieses Vermeiden enorme Kraft. Sie fühlte sich ständig falsch, nie gut genug, und das führte zu einem unbewussten Dauerstress. Die Folge: Übergewicht als Puffer, als unsichtbare Schutzschicht gegen den Schmerz, nicht so gewollt zu sein, wie sie war.

Im Coaching erkannte Nadine, dass nicht ihre Weiblichkeit das Problem war, sondern die alten Bewertungen in ihrem Kopf. Und dass diese Bewertungen nicht von ihr stammten, sondern von Vater und Bruder. Der Scham, »nur ein Mädchen«, ein »Sohn zweiter Klasse« zu sein, begegnete sie Schritt für Schritt mit Akzeptanz.

Der Wendepunkt kam auf einer Tanzfläche. Sie erlaubte sich, ihr Spiegelbild in der Glaswand bewusst zu betrachten – nicht mit Scham, sondern mit Stolz. Zum ersten Mal sah sie nicht das »falsche Mädchen«, sondern eine attraktive Frau, die sich bewegen durfte, die gesehen werden durfte. Und tatsächlich: Sie wurde gesehen. Sowohl Männer als auch Frauen warfen ihr bewundernde Blicke zu.

Dieses Erlebnis veränderte alles. Nadine verstand: Sich selbst zu mögen, zieht Anerkennung an. Sich selbst zu lieben, macht attraktiv. Sie begann, sich weiblicher zu kleiden, sich zu zeigen, Komplimente anzunehmen. Und mit jedem Schritt, mit dem sie ihre echte Persönlichkeit auslebte, schmolz auch das Gewicht. Ohne Diät, ohne Zwang.

Innerhalb von sechs Monaten verlor Nadine zwölf Kilo – nicht weil sie weniger aß, sondern weil sie mehr sie selbst wurde.

In einem Telefonat sagte sie mir lachend: »Ich habe nicht abgenommen, weil ich Diät hielt. Ich habe abgenommen, weil ich endlich aufgehört habe, mich für mein Frau-Sein zu schämen.«

Das Thema »Übergewicht, um Stärke zu simulieren« betrifft beide Geschlechter gleichermaßen:

Markus und der Bauch als Rüstung

Markus, 49, war Manager mit einem »Chef-Bauch«, wie er es nannte. Er war eloquent, erfolgreich, aber innerlich angespannt.

Sein Fett störte ihn, aber er nahm nie ab – egal, was er tat. Im Gespräch entpuppte sich sein Bauch als Schutzpanzer: Er hatte als Kind wiederholt körperliche Gewalt erlebt – unvorhersehbar, aus dem Nichts.

Sein Körper hatte gelernt: Mehr Masse bedeutet mehr Schutz.

Als Markus begann, sich nicht mehr für sein Gewicht zu schämen, sondern seinem Körper zu danken, passierte das Unerwartete: Sein Stoffwechsel beruhigte sich. Er schlief besser. Und verlor Gewicht – nicht durch Diät, sondern durch Sicherheit.

⭑ Reflexion für den Abend ⭑

Beantworten Sie sich heute:

1. Wovor könnte mein Körper mich durch Fett beschützt haben?
2. Wann hat sich mein Fett »gut« angefühlt – weil es mir Sicherheit gab?
3. Was kann ich heute tun, um mir diesen Schutz auf andere Weise zu geben?

Bonus:

Schreiben Sie sich einen Zettel für morgen früh: *Du brauchst heute keinen zusätzlichen Schutzschild. Du bist in Sicherheit.*

Abschlussaffirmation für Tag 6

Ich ehre meinen Körper für seine Weisheit – und übernehme nun liebevoll die Verantwortung für ihn.

Tag 7:
Lust statt Last – Wie sich neues Essverhalten mit Leichtigkeit entwickeln darf

Tagesmotto:
Ich esse nicht, um mich zu beruhigen – ich genieße, um mich zu beleben.

Einführung:
Genuss heilt – wenn er frei ist

Heute dürfen Sie sich eines klarmachen: Essen ist nicht das Problem. Essen ist Leben. Essen ist Sinnlichkeit. Essen ist Verbindung, mit sich selbst, mit anderen, mit der Welt. Was wehtut, ist nicht das Essen, sondern sind die Scham und der Druck, die damit verbunden wurden. Wer gegessen hat, um zu funktionieren, zu gehorchen, zu trösten oder zu beruhigen, hat verlernt zu genießen. Und wer nur »richtig essen darf«, wenn er Leistung bringt oder schlank ist, kann nie in Frieden satt werden. Deshalb geht es heute um eine Rückeroberung: Essen als Ausdruck von Lebensfreude, statt als Werkzeug gegen Gefühle.

Psychologischer Impuls: Genuss ist das Gegenteil von Ersatz

Emotionales Essen ist hektisch, drängend, betäubend. Echter Genuss dagegen ist bewusst, würdevoll, lebendig.

Wenn Sie heute etwas essen, dann beobachten Sie:

- ☞ Wie schmeckt es?
- ☞ Wie fühlt es sich an im Mund, im Körper, im Herzen?
- ☞ Ist es gut oder soll es nur etwas »wegmachen«?

Der Unterschied ist entscheidend. Denn der Körper reagiert auf echten Genuss mit Entspannung. Auf Zwang oder Verzicht dagegen mit Widerstand – biochemisch wie seelisch.

Die Aufgabe des Tages: Genuss üben wie ein Ritual

Teil 1: Die würdevolle Mahlzeit

Planen Sie heute eine bewusste Mahlzeit, ganz gleich, was es ist – eine Suppe, ein Sandwich, ein Stück Kuchen.

Die Regeln:

- ☞ Essen Sie allein oder in Stille. Kein Handy, kein Fernsehen.
- ☞ Verwenden Sie echtes Geschirr. Decken Sie sich einen schönen Platz.
- ☞ Speisen Sie würdevoll wie eine Königin oder ein König an der Tafel.
- ☞ Riechen Sie bewusst. Kauen Sie langsam. Schließen Sie zwischendurch die Augen.
- ☞ Nach jedem Bissen: kurz atmen. Fühlen. Spüren.
- ☞ Stellen Sie sich innerlich die Frage: *Nährt mich das – oder stillt es nur meinen Baby-Liebesappetit?*

Teil 2: Der Genuss-Joker

Notieren Sie sich fünf nicht essbare Genussquellen, die Sie heute in Ihr Leben einladen können:

- ☞ ein Lied, das Sie lieben
- ☞ ein warmes Bad mit Duft
- ☞ ein Kleidungsstück, das Sie gern auf der Haut spüren
- ☞ ein Sonnenstrahl auf der Haut
- ☞ ein Gespräch ohne Ziel, nur mit Herz
- ☞ ein wertiges Accessoire, etwa ein Schmuckstück
- ☞ …

Nutzen Sie mindestens einen dieser »Genuss-Joker«, sobald Heißhunger aufkommt. Manchmal reicht allein der Gedanke daran, und der Appetit mildert sich ab. Denken Sie immer daran: Nicht, was Sie essen, sondern aus welchem Grund Sie es tun, zeigt sich an Ihrem Körper.

Fallbeispiel:

Helena und das »verbotene« Frühstück

Helena, 29, war chronische Diät-Brecherin. Ihr Tag begann mit Disziplin und endete im Frust. Sie wollte schlank sein, aber nie »versagen«. Ihr Trigger: Croissants.

Im Coaching schlug ich vor, das Croissant nicht zu meiden, sondern zu zelebrieren. Sie kaufte sich ein frisches Croissant, setzte sich in ein Café, bestellte einen Tee und aß langsam – wie eine Pariserin am Boulevard.

Sie schrieb mir später: *Ich habe nicht zugenommen – ich habe zum ersten Mal wirklich gegessen. Und es war okay.*

Diesen Effekt werden Sie mit Sicherheit auch an sich beobachtet haben. Allein durch die intensive Beschäftigung mit diesem Buch haben Sie zumindest das Zunehmen gestoppt.

★ Reflexion für den Abend ★

Heute Abend – oder direkt nach Ihrer bewussten Mahlzeit – fragen Sie sich:

1. Wann heute habe ich wirklich genossen – nicht nur konsumiert?
2. Was hat mein Körper an dieser Erfahrung geschätzt?
3. Wie fühlt es sich an, wenn Essen kein Gegner ist, sondern ein Fest?

Abschlussaffirmation für Tag 7
Ich darf genießen und trotzdem frei sein.

Tag 8:
Mein Umfeld als Verbündeter – Wie Familie, Job und Alltag mich stärken können

Tagesmotto:
Ich darf mich neu positionieren – mit Würde, Klarheit und Leichtigkeit.

Einführung: Die Geschichte, die andere über Sie erzählen

Bis jetzt haben Sie viel bei sich selbst verändert. Sie haben Ihre Gedanken untersucht, Gefühle enttarnt, Automatismen durchschaut. Heute geht es um die Menschen, die Ihnen nahestehen, denn auch sie spielen eine Rolle für Ihr Essverhalten, Ihr Selbstbild und Ihren Wandel.

Ob Familie, Partner, Kolleginnen oder Freunde – sie alle haben sich an die »alte Version« von Ihnen gewöhnt:

- ☞ Die, die aus Geselligkeit oder sozialem Druck mitisst, obwohl sie keinen Hunger hat.

- ☞ Die, die immer für alle kocht, sich aber davor scheut, sich selbst emotional zu versorgen.
- ☞ Die, die den Witz über den eigenen Bauch macht, bevor es andere tun.
- ☞ Die, die gute Miene zum Frustkuchen macht.

Heute dürfen Sie einen neuen Raum betreten: Selbstverantwortung mit Klarheit gegenüber Ihrem sozialen Umfeld.

Psychologischer Impuls: Bindung oder Freiheit?

Ein Großteil unseres Essverhaltens ist sozial codiert. Wir wollen dazugehören – Harmonie, keine Ablehnung. Das Unterbewusstsein denkt: *Wenn ich esse wie die anderen, gehöre ich dazu.* Doch oft zahlen wir dafür mit Bauchschmerzen, Schuldgefühlen oder Selbstverrat.

Die Wahrheit ist: Wer sich verändern will, stößt auf Widerstand – nicht weil andere böse sind, sondern weil sie irritiert sind.Wenn Sie plötzlich Nein sagen, Grenzen setzen, Portionen verkleinern oder einfach bewusst essen, kann das andere verunsichern.

Deshalb: Seien Sie freundlich, aber klar. Lassen Sie andere Ihre Veränderung mitgestalten, nicht verhindern.

Die Aufgabe des Tages: Soziale Selbstklärung

Teil 1: Ihre Beziehung zum Essen im sozialen Kontext

Beantworten Sie schriftlich:

- ☞ Mit wem esse ich regelmäßig, und wie fühlt sich das an?
- ☞ In welchen Momenten passe ich mich an – gegen mein inneres Gefühl?
- ☞ Was sage ich mir in Gedanken dabei? *(Ich will nicht auffallen, Sie meinen es ja gut, Sonst bin ich unhöflich)*

Erkennen Sie, wo Sie nicht Sie selbst sind – aus Angst vor Ablehnung.

Teil 2: Das neue Drehbuch

Jetzt schreiben Sie ein neues Skript – und zwar für eine konkrete Situation:

- ☞ Mittagspause im Büro
- ☞ Familienfeier
- ☞ Abendessen mit Partner
- ☞ Grillabend mit Freunden

Beantworten Sie:

1. Was brauche ich, um mich dort wohlzufühlen?
2. Wie kann ich klar, aber liebevoll kommunizieren, dass ich neue Wege gehe?
3. Welches ist mein Tagesmotto? Zum Beispiel:
   »Ich esse heute bewusster – das ist mein kleines Experiment.«
   »Ich höre heute auf meinen Bauch, nicht auf alte Regeln.«
   »Ich freue mich, wenn ihr mich dabei unterstützt.«

Fallbeispiel:

Daniel und der Kaffeekuchen-Konflikt

Daniel, 56, war in einer Familie groß geworden, in der Essen Liebe bedeutete. Wenn jemand ablehnte, war das wie ein Affront. Als er begann, sich selbst zu achten, sagte er erstmals beim sonntäglichen Kaffeekränzchen:

»Ich esse heute keinen Kuchen – ich brauch heute etwas anderes.«

Es wurde still. Seine Mutter war kurz beleidigt. Doch beim dritten Mal sagte sie:

»Dann bring doch einfach mit, was du magst, ich will ja, dass du dich wohlfühlst.«

Das war der Moment, in dem Daniel wusste: Sein Umfeld war nicht sein Feind. Es brauchte nur Orientierung.

⋆ Reflexion für den Abend ⋆

Stellen Sie sich heute diese Fragen:

1. Wer in meinem Leben stärkt meine neue Haltung – bewusst oder unbewusst?
2. Wer hat vielleicht Angst vor meiner Veränderung?
3. Was kann ich morgen konkret kommunizieren, um klarer bei mir zu bleiben – mit Herz?

Abschlussaffirmation für Tag 8
Ich bin Teil meines Umfelds – aber ich bestimme meine Richtung.

Tag 9:
Mut zur Veränderung – Wie Sie mit kleinen Schritten große Wendepunkte einleiten

Tagesmotto:
Ich gehe los, bevor ich bereit bin – denn das Leben wartet nicht auf Perfektion.

Einführung: Jetzt geht's ans Eingemachte – und zwar liebevoll

Veränderung beginnt nicht mit einem Knall. Sie beginnt mit einem Satz, einem Schritt, einer winzigen Entscheidung. Aber: Auch kleine Schritte brauchen Mut. Mut, Altes zu verlassen. Mut, Neues noch nicht zu können. Mut, gesehen zu werden – in der Transformation.

Heute ist Ihr Mut-Tag.

Nicht der Tag für Heldentaten. Sondern der Tag, an dem Sie sich ehrlich fragen:

Welche Veränderung wünsche ich mir – und was hindert mich noch daran?

Denn wer innerlich die Richtung ändert, hat äußerlich oft schon genug getan.

Psychologischer Impuls: Veränderung ist eine Entscheidung – keine Fähigkeit

Viele Menschen warten, bis sie »bereit« sind. Doch das ist ein Irrtum. Bereit sein ist kein Zustand, es ist ein Ergebnis.

Nicht »Ich kann erst anfangen, wenn …«, sondern »Ich fange an, und dann kann ich …«

Das gilt auch fürs Abnehmen: Sie müssen nicht perfekt essen. Sie müssen nicht alles verstanden haben, sondern nur den Punkt finden, an dem Sie nicht mehr zurückwollen. Und dann handeln. Kleine Dinge und Rituale. Kleine Neins für große Jas.

Die Aufgabe des Tages: Ihr persönlicher Mini-Mutplan

Teil 1: Was soll anders werden?

Beantworten Sie schriftlich:

1. Wenn ich an mein Leben in drei Monaten denke, was wünsche ich mir? (z. B. mehr Leichtigkeit, klare Grenzen, weniger Gewicht, mehr Stolz)
2. Welche Veränderung macht mir gerade am meisten Angst? (z. B. mich nicht mehr anpassen, zu mir stehen)
3. Was wäre der kleinste Schritt in diese Richtung?

Teil 2: Der erste Mikroschritt

Heute setzen Sie diesen einen kleinen Schritt. Beispiel:

- Nicht: »Ich höre auf, Schokolade zu essen.«
  Sondern: »Ich esse sie achtsam und höre auf, wenn es genug ist.«
- Nicht: »Ich muss joggen gehen.«
  Sondern: »Ich gehe zehn Minuten spazieren – ohne Podcast, nur mit mir.«
- Nicht: »Ich muss mich sofort lieben.«
  Sondern: »Ich nehme mir heute einen Moment, mich nicht zu verurteilen.«

Tun Sie es heute. Jetzt. Nicht perfekt. Nur ehrlich.

Fallbeispiel:

Jasmin und der rote Lippenstift

Jasmin, 41, war Mutter und Psychotherapeutin, aber innerlich unsichtbar. Sie sagte: »Ich habe immer gewartet, dass es sich von selbst verändert.«

Im Coaching stellte sich heraus: Sie hatte als Kind gelernt, sich nicht zu zeigen – um sicher zu sein.

Ihr Mikroschritt: ein roter Lippenstift. Nur für sich. Sie trug ihn morgens im Bad. Dann im Auto. Dann im Büro. Und sie schrieb nach einer Woche: *Ich merke: Es geht nicht ums Abnehmen. Es geht darum, mich zu bekennen. Zu mir.*

Sie verlor kein Kilo in der ersten Woche. Aber ihr altes Ich verlor an Macht.

Ich selbst habe als junger Student diesen Effekt verspürt. Ich war nämlich, ob Sie es glauben oder nicht, zunächst ziemlich schüchtern. In meinem Buch *Was deine Angst dir sagen will* habe ich meine eigene Angst und den Weg, wie ich aus ihr herausfand, beschrieben. Mit kleinen Mikroschritten habe ich mich Stück für Stück herausbewegt aus dem Dunkel der Schüchternheit hin zu dem, was mich heute noch ausmacht: ein Botschafter der Befreiung zu sein.

★ Reflexion für den Abend ★

Fragen Sie sich heute:

1. Was habe ich heute anders gemacht – wenn auch nur ein bisschen?
2. Was hat mich daran gehindert, mutig zu sein – und wie bin ich trotzdem den Mikroschritt gegangen?
3. Was wäre morgen mein nächster Mikroschritt?

Schreiben Sie diesen Satz auf einen Zettel für morgen:
Ich werde mutig handeln – nicht weil ich muss, sondern weil ich kann.

Abschlussaffirmation für Tag 9
Ich bin auf dem Weg.
Und der Weg ist richtig – weil er meiner ist.

Tag 10:
Wunder des Alltags – Wie Sie aus Erkenntnis Lebensstil machen

Tagesmotto:
Ich brauche keine Kontrolle mehr – ich habe mich.

Einführung: Sie sind nicht am Ende, Sie sind mittendrin

Zehn Tage liegen hinter Ihnen. Wenn Sie sich jetzt fragen, ob Sie »genug« geschafft haben, halten Sie inne. Denn das Ziel war nie ein flacher Bauch oder eine magische Zahl auf der Waage, sondern sich selbst zurückzugewinnen ...

- ☞ die Kontrolle, die Sie abgegeben hatten, an die Waage, an die Kritik, an die Vergangenheit.
- ☞ die Würde, sich zu zeigen, auch mit Rundungen.
- ☞ das Vertrauen, dass Ihr Körper nicht Ihr Gegner ist, sondern Ihr Ausdruck.
- ☞ die Erkenntnis, dass Sie nicht mehr zurückmüssen.

Das ist kein Diätende. Das ist ein Lebensbeginn.

Psychologischer Impuls: Integration ist der Schlüssel

Erkenntnis ohne Anwendung bleibt Theorie. Veränderung geschieht, wenn aus Einsicht ein neuer Stil wird – ein Lebensstil.

Sie müssen nicht alles auf einmal ändern. Sie müssen auch nicht jeden Tag 100 Prozent geben. Sie sollten nur dranbleiben – liebevoll, nachsichtig, wach.

Denn: Der Alltag ist nicht Ihr Feind. Er ist Ihre Bühne. Dort dürfen Sie zeigen, dass Sie nicht mehr essen, um zu vergessen – sondern leben, um sich zu spüren.

Die Aufgabe des Tages: Der Blick nach vorn

Teil 1: Ihre Wunderliste

Beantworten Sie:

1. Was hat sich in den letzten zehn Tagen verändert – in meinem Denken, Fühlen, Verhalten?
2. Welche drei Erkenntnisse möchte ich nie mehr verlieren?
3. Was habe ich neu entdeckt – an mir, in mir, mit mir?

Notieren Sie das auf einer Karte, einem schönen Blatt, einem Lesezeichen – und bewahren Sie es sichtbar auf.

Teil 2: Die drei Anker Ihres neuen Alltags

Wählen Sie drei kleine Rituale oder Sätze, die Sie ab heute in Ihren Alltag integrieren – dauerhaft. Beispiele:

- ☞ Ein bewusster Atemzug vor dem Essen.

- ☞ Der Satz am Spiegel: *Ich sehe dich – und du darfst da sein.*
- ☞ Eine bewusste Minientscheidung pro Tag: »Was brauche ich jetzt wirklich?«
- ☞ Ein Genussmoment – ohne Reue, mit Dankbarkeit.

Notieren Sie Ihre drei Anker – und leben Sie sie. Nicht perfekt. Nur echt.

Fallbeispiel:

Thomas und die S-Bahn-Erkenntnis

Thomas, 33, war nie übergewichtig gewesen, aber immer unzufrieden. Er kämpfte mit Kontrolle, Zwang, Disziplin. In der S-Bahn schrieb er am letzten Tag seines Programms diesen Satz:

Ich bin satt. Nicht im Magen. Im Kopf. Zum ersten Mal ist das genug.

Er hatte nicht viel abgenommen. Aber etwas abgelegt: den ständigen inneren Krieg.

Zwei Monate später meldete er sich. Sieben Kilo leichter. Nicht durch Verzicht – sondern durch Frieden mit sich selbst.

★ Reflexion für den Abend ★

Heute, am Ende dieser Etappe, stellen Sie sich drei Fragen:

1. Was würde ich meinem früheren Ich sagen – dem, das vor zehn Tagen begonnen hat?
2. Was wünsche ich meinem zukünftigen Ich – dem, das jetzt losgeht?
3. Was kann ich mir heute schenken – nicht als Belohnung, sondern als Zeichen von Liebe?

Abschlussaffirmation für Tag 10
Ich habe begonnen, mich zu lieben – und das ist das Einzige, was bleibt.

Herzlichen Glückwunsch!

Sie haben nicht nur zehn Tage durchgehalten,
Sie sind sich neu begegnet.

Was bleibt, ist keine Diät.
Sondern eine neue Art, mit sich selbst zu sein.

Teil III:

Nachhaltig frei werden

Die Psychologie des Rückfalls

Wer glaubt, dass Veränderung ein gerader Weg ist, hat noch nie probiert, alte Muster abzulegen. Abnehmen – egal, ob am Bauch oder an seelischem Ballast – verläuft selten linear. Viel öfter geht es zwei Schritte vor, einen zurück. Ich sage meinen Klienten immer: Heilung geschieht in Wellen. Veränderungen sind darauf angewiesen, dass man sie ganz bewusst im Alltag erlebt. Trotzdem haben viele Angst vor Rückschlägen.

Warum ist das so?

Ganz einfach: Rückfälle sind nicht das Ende, sondern ein Teil des Lernprozesses, doch meist werden wir so erzogen, dass wir keine Fehler machen dürfen, um in Ruhe daraus zu lernen. Wir sollen ja schließlich für unsere Eltern und Lehrer perfekt sein. Außerdem ist unser Gehirn energieeffizient. Also faul. Es liebt Gewohnheit, das ist reine Ökonomie. Es fühlt sich sicher in vertrauten Bahnen und verbraucht dadurch weniger Energie – selbst wenn diese Muster uns schaden.

Wer zwanzig Jahre lang Frust mit Schokolade bekämpft hat, dessen Nervensystem wird in Stressmomenten zunächst noch automatisch diese »alte Autobahn« einschlagen wollen. Bis er begriffen hat, dass ein schnelles gutes Gefühl selten eine echte Lösung darstellt und die Quittung irgendwann doch kommt.

Ein Rückfall ist kein Versagen

Das Entscheidende ist: Ein Rückfall bedeutet nicht, dass Sie »versagt« haben. Er bedeutet nur, dass Ihr Gehirn gerade noch mal auf Altbekanntes zurückgreift. In Wahrheit ist ein Rückfall wie ein Verkehrsschild: Er zeigt, wo die nächste Baustelle ist. Er weist Ihnen den Weg dorthin, wo noch ein Stück innerer Arbeit wartet. Sobald Sie eine Erkenntnis wirklich gewonnen haben, können Sie gar nicht mehr rückfällig werden. Die Psyche ist nicht in der Lage, Rückschritte zu machen. Reifeschritte durch Erkenntnis gehen immer nach vorn. Das sehen Sie beispielsweise daran, dass man Sie beim besten Willen nicht mehr dazu bringen kann, stundenlang an einem Baby-Schnuller zu nuckeln. Das Ding ist gelaufen. »Ich bin doch kein Baby mehr! Was soll ich damit?«, äußert sich der unumkehrbare Reifeschritt, den Sie in der frühen Kindheit gemacht haben. Genauso ist es heutzutage: »Was soll ich denn mit Leckerchen? Die lösen meine Probleme auch nicht!«

Merksatz:
Rückfälle sind Wiederholungen, keine Kapitulationen.

Jeder Rückfall ist eine Einladung hinzuschauen: »Welches Gefühl habe ich gerade unterdrückt? Wovor wollte ich mich schützen? Welchen Schritt bin ich noch zu feige zu gehen?«

Was tun bei Heißhunger, Angst oder Rückschlägen?

Heißhunger, Ängste, Rückschläge – die drei Musketiere des »Zurück-zum-Kühlschrank«. Sie sind lästig, aber sie gehören dazu. Entscheidend ist, wie Sie mit ihnen umgehen.

1. Heißhunger

Heißhunger ist selten echter Hunger. Meist ist er ein verkleidetes Gefühl: Stress, Langeweile, Einsamkeit.

Strategie:

Atmen Sie tief durch, und stellen Sie sich drei Fragen:

1. Was fühle ich gerade wirklich?
2. Brauche ich Trost, Ruhe oder einfach nur eine Pause?
3. Gibt es etwas, das mir das jetzt geben kann – außer Essen?

Oft reicht schon ein Glas Wasser, ein kurzer Spaziergang oder ein Telefonat, um das alte Muster zu entkräften. Oder Sie besinnen sich darauf, dass Sie das Recht haben, so zu sein, wie Sie sind – und wer Ihnen das nicht zugesteht, soll sich jemand anderen suchen. Sie brauchen nicht perfekt zu sein, um den Menschen zu gefallen, die selbst nicht perfekt sind.

2. Angst

Angst ist ein Hauptmotor für Rückfälle. Sie sorgt dafür, dass wir essen, obwohl wir satt sind. Denn Angst signalisiert Mangel – und der Körper will Vorräte anlegen.

Strategie:

Schauen Sie der Angst in die Augen. Benennen Sie sie: »Ich habe Angst vor Kritik, vor Einsamkeit, vor Versagen.« Sobald die Angst Worte bekommt, verliert sie ihre Macht.

3. Rückschläge

Ein Rückschlag ist kein Weltuntergang. Wer einmal stolpert, hat noch lange nicht die ganze Reise verpasst.

Strategie:

Statt sich vom eigenen Gewissen auspeitschen zu lassen (»Hast du schon wieder versagt?«), sagen Sie: »Aha, hier war das alte Muster noch stark.«

Analysieren Sie, was den Auslöser darstellte, und üben Sie beim nächsten Mal eine andere Reaktion. Außerdem geht es nicht darum, den Weltrekord im Abnehmen zu brechen, sondern darum, Ihr befreites Leben zu genießen.

Fallbeispiel:

Birgit und der Preis des Abnehmens

Es gibt Menschen, die haben alles verstanden. Sie wissen, warum sie zugenommen haben. Sie können dir die biochemischen Zusammenhänge von Cortisol, Stress und Schutzfett aufsagen. Sie zitieren mühelos aus Coaching-Büchern und wissen, wie der Körper abnimmt.

Und trotzdem nehmen sie nicht ab.

Birgit war so ein Mensch. 43 Jahre alt, verheiratet, keine Kinder. Sie wollte 30 Kilo abnehmen. Sie las meine Bücher, machte ein intensives Ganztages-Coaching, war offen, reflektiert, bereit und nahm trotzdem »nur« elf Kilo in sechs Wochen ab.

Andere hätten das als Riesenerfolg gefeiert. Birgit nicht.

Als sie mich anrief, war sie wütend, traurig und verzweifelt. Ihre Stimme schwankte zwischen vorwurfsvoll gegen mich als ihren Coach und schamhaft: »Vielleicht bin ich zu dumm, um das zu kapieren.«

Ich spürte: Sie suchte verzweifelt nach dem Hebel – und gleichzeitig nach dem Fehler.

Entweder bei mir. Oder bei sich.

Dann stellte ich ihr erneut eine Frage, die ich ihr ganz zu Beginn gestellt hatte. Wochen zuvor – doch damals war sie innerlich offenbar noch nicht bereit für die Antwort gewesen: »Welchen

Preis hast du zu zahlen, wenn du abnehmen willst? Was musst du in Kauf nehmen?«

Es wurde still. Und am Telefon war eine Minute Schweigen – eine kleine Ewigkeit.

Dann sagte Birgit mit zitternder Stimme: »Ich muss meiner Mutter widersprechen.«

Was zunächst wie eine belanglose Bemerkung klang, entpuppte sich als Schlüsselsatz – und als Eintritt in ein ganzes Universum an generationsübergreifenden Ängsten. Denn Birgits Mutter Elvira hatte lange auf ihre Tochter gewartet. Nach zwei Söhnen und einer Fehlgeburt hatte sie endlich ihr Mädchen bekommen. Und nun drehte sie richtig auf und überließ gar nichts mehr dem Zufall.

Elvira war ohnehin schon eine Perfektionistin. Jetzt wollte sie, dass ihr Töchterchen in allem spitze war.

Keine Schulnote war gut genug, keine Leistung der Anerkennung wert. Birgit begann, sich als Verliererin zu fühlen, trotz aller Anstrengung.

Die elf Kilo, die sie mühelos verloren hatte, waren für Elvira, die in Birgits Kopf einen inneren Richterthron bezogen hatte, nichts wert. Nicht einmal das war »gut genug«.

Ich half Birgit zu verstehen, was dahintersteckte. Dass Elvira mit ihrem ewigen Kritisieren nicht verletzen, sondern antreiben wollte. Dass sie glaubte, durch ständigen Druck Ehrgeiz wecken zu können – damit ihre Tochter »besser wird« als die Söhne.

Und noch tiefer: Elvira selbst war die Erstgeborene und hatte ein Leben lang versucht, ihrem Vater zu beweisen, dass auch Mädchen etwas wert sind. Denn dieser vergötterte seinen einzigen Sohn, den »Stammhalter«. Mädchen waren für ihn wertlos. Elvira kämpfte um Anerkennung – durch Birgit.

Als Birgit das am Telefon begriff, veränderte sich ihre Stimme. Der Jammerton verschwand.

Was blieb, war Klarheit. Und Würde. Eine melodiöse, aufrechte Frauenstimme.

Wir verabredeten, dass sie sich in zwei Wochen noch einmal melden würde.

Es wurden vier.

Und als sie schließlich anrief, hatte ich eine ganz andere Frau am Telefon.

Lebendig. Selbstsicher. Irgendwie frecher, fröhlicher, fraulicher.

Sie erzählte, ihr ganzes Leben habe sich verändert – ihr Job, ihre Ehe, einfach alles laufe runder. Und ja, sie habe weiter ein paar Kilo abgenommen. »Wie viel, weiß ich nicht – es ist mir auch egal«, sagte sie.

Und lachte. Befreit.

Wie Sie Ihr neues Ich stabilisieren

Das eigentliche Ziel ist nicht, Gewicht zu verlieren, sondern Ihr neues Selbst zu festigen. Schlankheit ist kein Endpunkt, sondern ein Zustand, den man lebt. Wir sehen immer so aus, wie wir uns fühlen.

Neue Gewohnheiten schaffen

Ihr altes Ich hatte Gewohnheiten, die dick machten. Ihr neues Ich braucht Gewohnheiten, die leicht machen. Kleine Routinen wirken Wunder: regelmäßig Wasser trinken, kurze Pausen zum Atmen, verständnisvoll und cool bleiben, wenn Sie jemand ärgern will.

Emotionale Bedürfnisse ernst nehmen

Ihr neues Ich weiß: Essen ist nicht Liebe, nicht Trost und nicht Anerkennung. Diese Bedürfnisse stillen Sie auf direktem Weg – durch Nähe, gute Gespräche, Selbstfürsorge.

Umfeld gestalten

Vermeiden Sie Anticoaches (siehe Seite 174 ff.). Umgeben Sie sich stattdessen mit Menschen, die Sie unterstützen. Erzählen Sie stolz von Erfolgen. Ihr Umfeld ist wie ein Garten – säen Sie Blumen, nicht Unkraut.

Rückfälle entdramatisieren

Ihr neues Ich erlaubt Fehler, weil es weiß: Fehler sind Lerngelegenheiten. Ein Stück Kuchen macht Sie nicht dick, genauso wenig wie ein Salat Sie schlank macht. Entscheidend ist das große Ganze.

Humor behalten

Die wichtigste Stabilisierung ist Humor. Wer über sich selbst lachen kann, entwaffnet jede Versuchung. Lachen senkt Stress, setzt Glückshormone frei – und ist neben erfüllendem Sex die beste Diätpille, die es gibt.

Fazit
Die Psychologie des Rückfalls zeigt: Sie sind nicht schwach, Sie sind menschlich. Heißhunger, Angst und Rückschläge sind keine Gegner, sondern Trainer. Und Ihr neues Ich stabilisieren Sie, indem Sie nicht kämpfen, sondern loslassen.

Denn am Ende gilt: Leichtigkeit beginnt im Kopf – und wandert dann ganz von allein auf die Hüften.

Der innere Kritiker – und wie Sie ihn entlassen

Und weil es einfach so unglaublich wichtig ist: SIE KÖNNEN SICH SELBST NICHT KRITISIEREN. Alles, was bei Ihnen für innere Konflikte sorgt, ist die Kollision mit einem erworbenen Wertesystem! Es sind Ihre Erzieher im Kopf. Sie sind hartnäckig, laut, manchmal sarkastisch – und fast immer gnadenlos: Es handelt sich um den inneren Kritiker. Die Stimme im Kopf, die spottet, wenn Sie in den Spiegel blicken. Die urteilt, wenn Sie zur Schokolade greifen. Die flüstert: »Du wirst es sowieso wieder nicht schaffen.«

Doch dieser Kritiker ist nicht die Wahrheit. Er ist ein Echo. Ein Überbleibsel aus alten Tagen. Er hat sich gebildet aus Sätzen, Blicken, Bewertungen. Vielleicht von Eltern, Lehrern, Medien – aber längst verinnerlicht und automatisiert.

Sein Ziel war ursprünglich Schutz: Er wollte Sie anpassen, verbessern, fit machen für ein System, in dem »gut genug« nie genügte. Aber heute braucht es ihn nicht mehr.

Wirkliche Veränderung beginnt, wenn Sie diese Stimme nicht mehr ernst nehmen. Wenn Sie ihr zuhören, aber nicht mehr folgen. Wenn Sie sagen: »Danke für deinen Einsatz. Du hast lange genug gewarnt, ermahnt und kritisiert. Aber ich entscheide ab jetzt selbst, wie ich über mich denke.«

Wie entlässt man ihn? Nicht durch Kampf. Sondern durch einen Wechsel in die Selbstfürsorge.

Drei Schritte zur Entlassung

1. **Erkennen Sie die Stimme.** Geben Sie ihr einen Namen. Machen Sie sie greifbar. Ist es der »innere Antreiber«? Der »kleine Spießer«? Der »ewige Lehrer«? Humor hilft.
2. **Antworten Sie neu.** Sagen Sie: »Ich verstehe, dass du mich schützen willst. Aber ich bin erwachsen. Ich entscheide selbst. Außerdem funktionieren deine Ratschläge nicht, damit ich ein glückliches Leben lebe. Also bin ich jetzt mal dran mit meinen eigenen Werten und Entscheidungen.
3. **Ersetzen Sie den Kritiker durch einen inneren Freund.** Fragen Sie sich: *Was würde ich meiner besten Freundin bzw. meinem Kind sagen, wenn sie an meiner Stelle wären?*

Die Antwort auf Selbstverachtung ist nicht Disziplin. Sie ist Selbstachtung. Wenn Sie diesen Kritiker entlassen, passiert etwas Überraschendes: Ihr Körper entspannt sich. Der Appetit wird leiser. Der Blick wird klarer.

Dann beginnt Selbstveränderung – nicht als Pflicht, sondern als Akt der Würde.

Anticoaches – Wenn gute Ratschläge schwer im Magen liegen

Wer abnehmen will, braucht kein Diätprogramm, keinen Personal Trainer und auch keinen Ernährungsberater. Was man wirklich braucht, ist Ruhe vor den Anticoaches.

Anticoaches? Ja, genau. Das sind die Menschen, die immer und überall wissen, wie Sie Ihr Leben *angeblich* besser führen sollten – und die doch in Wahrheit selbst keine Ahnung von der Psychologie des Abnehmens haben. Sie sind die Neider, Missgönner und Besserwisser, die mit ihren »guten Tipps« vor allem eins erreichen: dass Sie garantiert auf der Stelle treten.

Das Perfide an Anticoaches: Sie stehen einem oft besonders nahe. Es sind die besten Freunde, die Eltern, die Ehepartner, manchmal auch Arbeitskollegen oder Nachbarn. Menschen, denen man vertraut und die man ins Herz gelassen hat. Gerade deshalb haben sie so viel emotionale Macht. Und gerade deshalb können ihre Worte tiefer treffen als ein ganzer Karton Kalorienbomben.

Warum tun sie das? Ganz einfach: Anticoaches haben selbst ungelöste Probleme. Und weil sie diese nicht anschauen wollen, suchen sie Schuldige oder lenken sich damit ab, anderen »Ratschläge« zu erteilen. Denn solange sie Ihnen erklären können, was Sie alles falsch machen, müssen sie sich nicht mit ihrem eigenen Spiegelbild auseinandersetzen.

Fallbeispiel 1:

Die neidische beste Freundin

Nehmen wir Claudia. Claudia wollte abnehmen. Voller Mut startete sie ihr Programm, fühlte sich befreit und leicht, die ersten Kilos purzelten. Doch da gab es ihre beste Freundin Jacqueline. Eigentlich sollte man meinen, sie hätte mitgejubelt, wenn die Freundin Fortschritte machte. Stattdessen hörte Claudia immer wieder Sätze wie:

- »Also, ich finde, du siehst jetzt schon ein bisschen krank aus.«
- »Willst du dich wirklich so quälen? Das ist doch unnatürlich.«
- »Genieß doch lieber das Leben – ein paar Kilos sind doch egal.«

Übersetzt hieß das: »Bitte bleib so wie früher, damit ich mich nicht im Vergleich mit dir schlecht fühle.« Die Freundin hatte nämlich selbst längst ein paar Kilos zu viel und keine Lust, die eigene Komfortzone zu verlassen. Der Gedanke, dass Claudia plötzlich erfolgreich, leicht und strahlend durch die Gegend lief, bedrohte Jacquelines eigenes Selbstbild.

So wurde die beste Freundin unbewusst zur Anticoachin: Anstatt Claudia aufzubauen, zog sie sie emotional in den Keller.

Zum Glück erkannte Claudia irgendwann das Muster – und verstand: Nicht die Waage war das Problem, sondern die Worte ihrer Freundin. Als sie sich innerlich abgrenzte, konnte sie weiter abnehmen – und siehe da, die Freundin gewöhnte sich auch daran.

Achten Sie bitte mal darauf: In jeder Clique, in jedem Freundeskreis, in fast jeder sozialen Gruppe gibt es ungeschriebene Rollenverteilungen: Da ist der »Star« – die strahlende, bewunderte Person. Und daneben stehen die »Aschenputtel« – die Stilleren, die sich oft als weniger attraktiv, weniger erfolgreich oder weniger selbstbewusst erleben.

Der Clou: Der Star braucht seine Aschenputtel.

Nicht aus Böswilligkeit, sondern weil soziale Systeme auf Stabilität und Wiedererkennbarkeit ausgelegt sind. In der Soziologie spricht man hier von Rollenkohärenz und Gruppenhomöostase: Eine Gruppe strebt danach, ihre Struktur aufrechtzuerhalten. Veränderungen – etwa, wenn ein »Aschenputtel« plötzlich zur »Prinzessin« wird – bringen Unruhe ins Gefüge. Der Star verliert sein Alleinstellungsmerkmal, und das soziale Gleichgewicht gerät ins Wanken.

Soziale Rollen sind nicht nur Verhaltensmuster – sie sind emotionale Positionierungen.

Und oft verteidigt eine Gruppe diese Positionierungen instinktiv. Wenn also jemand anfängt abzunehmen, selbstbewusster zu werden, sich besser zu kleiden oder neue Ziele zu formulieren, kann das durchaus Irritation oder gar subtilen Widerstand im Umfeld auslösen.

Nicht selten hört man dann Sätze wie:

- »Früher warst du irgendwie entspannter.«
- »Willst du jetzt was Besseres sein?«
- »Du veränderst dich – und nicht zum Guten.«

Das klingt nach Sorge. Oft ist es Verlustangst aufseiten der anderen. Denn wenn Sie Ihre Rolle verlassen, müssen auch die anderen ihre eigene reflektieren – und das kann unangenehm sein. Wenn Sie sich verändern, provozieren Sie unter Umständen unerwünschte Reaktionen in Ihrem Sozialgefüge. Wer vom Aschenputtel zur Prinzessin wird, darf sich nicht wundern, wenn die Hofgesellschaft nervös wird.

Fallbeispiel 2:

Der skeptische Ehemann

Dann gab es da noch Karl. Karl war seit 15 Jahren mit Susanne verheiratet. Susanne wollte etwas für sich tun, ihre Ernährung achtsamer gestalten und emotionalen Ballast loswerden. Karl jedoch, pragmatisch wie ein Zollstock, hatte dazu eine klare Meinung: »Wenn du abnehmen willst, brauchst du nur Disziplin! Hör auf mit dem Psychokram, iss einfach weniger, treibe mehr Sport, dann klappt das schon.«

Nun war Karl selbst ein Mann, der nie großartig mit Gewichtsproblemen zu tun hatte. Er konnte essen, was er wollte, und das Einzige, was an ihm zunahm, war die Zahl seiner grauen Haare. Für ihn war die Welt einfach: weniger rein, mehr raus, Problem gelöst.

Für Susanne war das jedoch Gift. Denn Karl übersah komplett, dass ihre Kilos nicht vom Bratenfett, sondern vom Seelenfett stammten – von all den alten Mustern, von Stress und emotionaler Überlastung. Susanne fühlte sich unverstanden, abgewertet und allein. Jedes Mal, wenn Karl seine »Disziplinpredigt« gehalten hatte, griff sie erst recht zu Schokolade – um den Schmerz über seine Ignoranz zu dämpfen.

Karl war also ein Anticoach im feinsten Sinne: überzeugt von seiner Logik, blind für die Gefühle seiner Frau und damit ein stiller Saboteur ihres Weges. Erst als Susanne ihm erklärte, dass sein ständiges »Reiß dich zusammen!« sie nicht motivierte, sondern lähmte, konnte er langsam begreifen, dass auch Männer manchmal etwas über Psychologie lernen dürfen. Natürlich war Karl kein böser oder schlechter Mensch, im Gegenteil. Er glaubte – und so wurden ganze Generationen von Männern erzogen –, er müsse für seine Frau und Familie wie ein Türsteher sein: nüchtern, sachlich und emotional aus Holz. Nur eben, dass eine Familie nun mal keine Disco ist.

Warum Anticoaches so gefährlich sind

Anticoaches verhindern Veränderung. Nicht weil sie böse sind, sondern weil ihre eigenen Ängste und Probleme getriggert werden, sobald jemand in ihrer Nähe wächst und leichter wird – innerlich wie äußerlich.

- ☞ Die Freundin will nicht, dass Sie plötzlich besser aussehen als sie.
- ☞ Der Partner will nicht, dass alte Rollenbilder infrage gestellt werden.
- ☞ Die Eltern wollen nicht, dass ihr Kind plötzlich unabhängig wird.

Anticoaches halten Sie also nicht wirklich auf, weil Sie zu schwach wären, sondern weil Sie diesen Menschen emotionale Macht über sich geben. Der wichtigste Schritt ist also zunächst, Anticoaches zu entlarven. Erkennen Sie, dass deren »gut gemeinte« Worte nichts mit Ihnen, sondern mit den anderen selbst zu tun haben. Sie tragen deren Ängste, deren Unzufriedenheit, deren ungelöste Themen – und nicht Ihre eigenen.

Sobald Sie das durchschauen, können Sie innerlich lächeln. Denn dann sind es nur noch Worte. Keine Zaubersprüche. Keine Macht.

Merken Sie sich: Ein Anticoach ist nur so stark, wie Sie ihm Raum in Ihrem Kopf geben. Ziehen Sie ihm liebevoll den Stecker, und schon ist es erstaunlich leise. Und vielleicht entdecken Sie dann, dass das einzige Coaching, das Sie brauchen, bereits in Ihnen selbst steckt: Vertrauen, Humor und die Gewissheit, dass Ihr Körper nicht Ihr Feind ist.

Den eigenen Eltern verzeihen

Wir haben zuvor schon einmal davon gesprochen. Ihre Eltern sind keine Bösewichter. Sie waren unfähig, überfordert, unreif und nicht absichtlich hart – sie haben es einfach nicht besser gewusst. Sie waren – wie Sie – Kinder ihrer eigenen Geschichte. Geprägt von Ängsten, Mangel, Überforderung und Erziehungsidealen, die oft mehr mit Gehorsam als mit Beziehung zu tun hatten.

Nur weil ein Mensch erwachsen aussieht, heißt das nicht, dass er sich auch so fühlt. Viele Eltern waren in der Rolle der Mutter oder des Vaters schlicht überfordert, innerlich selbst noch Kinder. Ich kenne tatsächlich mehr Menschen, die sich nicht souverän, unabhängig, frei, reif und damit erwachsen fühlen, denn ein solches Gefühl ist gesellschaftlich meist gar nicht gewünscht. Angstfreie und würdevolle Menschen lassen sich nämlich nicht so einfach einschüchtern oder manipulieren.

Verzeihen heißt nicht: gutheißen. Verzeihen heißt: verstehen, was den anderen so handeln ließ. Wer bereit ist, sich in die Schuhe der Eltern zu stellen, wird begreifen: *Wir hätten vielleicht genauso gehandelt, wenn wir ihre Geschichte gelebt hätten.*

Vergebung ist kein Geschenk an den Täter. Es ist ein Geschenk an sich selbst. Es bedeutet, das innere Gefängnis der Vorwürfe zu verlassen. Es bedeutet, sich selbst zu befreien – und damit auch den eigenen Körper.

Denn: Wer Frieden schließt mit seinen Wurzeln, muss keine Schwere mehr tragen, die längst vergangen ist.

Die Diätindustrie – Warum Sie keine Kalorientabellen brauchen, sondern Mitgefühl

Die Diätindustrie boomt. Fitnessstudios, Nahrungsergänzungsmittel, Verbotsdiäten, Motivationsvideos, Coachingangebote. Alle versprechen mehr Disziplin, mehr Kontrolle, weniger Körper. Es ist ein Milliardengeschäft, bei dem es darum geht, Sie niemals als zahlenden Abnehm-Kunden zu verlieren. Die Grundlagenforschung über Cortisol, Emotionen und Übergewicht ist alt. Die klinische Basis stammt von Harvey Cushing (1912); die moderne »Cortisol-macht-Bauchfett«-Grundlagenforschung wurde vor allem durch den Schweden Per Björntorp um 1990 bis 2000 gelegt und durch Humanstudien wie Elissa Epel (USA 2000) gestützt. Kein Fachmann, der im Thema steckt, kann das noch leugnen. Aber es ist eben ein Geschäft.

In Deutschland geben Verbraucher jährlich über **acht Milliarden Euro** für Diäten, Light-Produkte, Shakes und Nahrungsergänzungsmittel aus. Weltweit liegt der Umsatz der Abnehmindustrie laut *Global Weight Loss Market Report* bei über **250 Milliarden US-Dollar** – Tendenz steigend. Jedes

Jahr kommen neue »Wunderprogramme« hinzu, und doch steigt der Anteil Übergewichtiger weiter. Das zeigt, dass Diäten kein Heilmittel sind, sondern ein Geschäftsmodell.Auch die Krankenkassen zahlen kräftig mit: Adipositas und ihre Folgeerkrankungen verursachen **Kosten von rund 25 bis 30 Milliarden Euro pro Jahr** – allein in Deutschland. Ein erheblicher Teil davon fließt in erfolglose Programme, Reha-Maßnahmen und Medikamente mit kurzfristigem Effekt. Und während die Betroffenen sich schuldig fühlen, freut sich die Industrie über ihre »Rückfallquote« von fast 95 Prozent. Denn wer scheitert, kauft wieder. Diäten leben nicht von der Heilung, sondern vom Rückfall. Sie sind wie ein Dauerabo für Selbstzweifel – raffiniert verpackt als Gesundheit. Die Branche hat längst erkannt: Ein unzufriedener Mensch ist ein treuer Kunde.

Dass dadurch Ihre Lebensqualität, Würde, Partnerschaft und Gesundheit vor die Hunde gehen, ist den Beratern im weißen Kittel offenbar egal. Mir nicht!

Die Berater, Trainer, Gurus, Influencer und Driller – sie alle machen die Rechnung ohne die Emotionen. Was dort fehlt, ist nicht Know-how – sondern Würde. Denn wer einem übergewichtigen Menschen sagt: »Du musst dich nur zusammenreißen«, oder: »Iss, was ich dir empfehle«, der hat nicht verstanden, dass es hier nicht um Faulheit oder Fehler geht – sondern oft um tiefe, unverstandene Not.

Ein Essverhalten, das sich aus Kindheitstrauma, Schuld, Scham oder Ohnmacht speist, lässt sich nicht mit Ernährungsplänen regulieren. Das ist nicht nur unwirksam – es ist respektlos.

Was wir brauchen, ist nicht ein Mehr an Kontrolle. Sondern mehr Verständnis. Mehr Begleitung. Mehr Menschlichkeit.

Eine wahrhaftige Begleitung zum gesunden Körper beginnt mit der Frage: *Was brauchst du, wenn du Appetit hast?*

Schlusswort: Ein Plädoyer für die Psychologie – und für den Menschen

Wir sind keine Maschinen mit Stoffwechselstörungen. Wir sind fühlende Wesen. Wir haben eine Psyche. Und diese Psyche ist verletzbar, lernfähig, überlebensklug – und zutiefst bedürftig nach Schutz, nach Zugehörigkeit, nach Liebe. Wenn wir das ignorieren, dann entstehen Symptome: Übergewicht, Depression, Burn-out, Essstörungen. Nicht als Schwäche, nicht als Fehler im System, sondern als Ruf: »Schau hin. Hör mir zu. Ich leide.«

Unsere Gesellschaft ist voll von Reparaturanleitungen für den Körper, doch was fehlt, sind Anleitungen für die Seele. Wir brauchen keine neuen Regeln, keine neuen Diätvorschriften, keine neuen Disziplinmodelle. Wir brauchen eine neue Sicht auf den Menschen.

Diese Sicht beginnt mit einer einfachen, aber tiefgreifenden Botschaft: Jeder Mensch ist wertvoll – nicht, weil er perfekt ist, sondern weil er *ist*.

Sagen Sie es jeder Mutter. Sagen Sie es jedem Vater. Sagen Sie es jedem Kind: »Du bist wundervoll. Du musst nicht perfekt sein. Du darfst fühlen. Du darfst wachsen. Du darfst geliebt werden – genau so, wie du bist.«

Wenn wir das begreifen, hören wir auf, uns krank, dick, falsch oder zu viel zu fühlen. Dann erkennen wir: Übergewicht ist kein Beweis für Versagen, sondern ein Schutzpanzer, der sich gebildet hat, um emotionale Verletzungen auszuhalten. Burn-out ist kein Zeichen von Schwäche, sondern das Echo eines Körpers, der zu lange gegen die eigenen Bedürfnisse gelebt hat. Depression ist nicht Faulheit, sondern ein Schrei nach Zugehörigkeit.

Wir sind keine fehlerhaften Maschinen, die justiert werden müssen. Wir sind zutiefst menschlich und damit unvollkommen, verletzlich, aber auch unendlich anpassungsfähig. Unsere moderne zivile Leistungsgesellschaft ist darauf aufgebaut, dass wir alle funktionieren, brav, untergeordnet und angepasst. Wer nicht zu gebrauchen ist, der ist zugleich wertlos, das bringt man uns bei. Lehrer, Eltern, Medien und Unterhaltungsprogramme. Sie alle signalisieren: Wenn du geliebt werden willst, dann musst du etwas bringen. Das musste Ihr Teddybär in der Kindheit nicht – er konnte gar nichts leisten –, trotzdem haben Sie ihn bedingungslos geliebt, verteidigt und sogar dann noch, wenn ihm ein Ohr oder ein Auge fehlte. Das war Liebe. Doch der Kummer kommt mit der Muttermilch, beziehungsweise wird mit ihr weggetröstet, und wir halten fest, was wir brauchen.

Die »Winter-Diät« ist in Wahrheit keine Diät, sondern ein Perspektivwechsel. Sie fordert uns auf, den Kampf gegen uns selbst zu beenden. Nicht das Gewicht ist der Feind, sondern die Missverständnisse, die wir über uns selbst gelernt haben. Wer aufhört, sich zu bekämpfen, kann anfangen, sich zu verstehen. Und wer sich versteht, braucht keine Ersatzbefriedigung mehr – weder aus dem Kühlschrank noch in erpresster Anerkennung von anderen.

Es geht um nichts weniger als Selbstannahme. Denn Selbstannahme ist der Schlüssel zu Heilung, zu Freiheit, zu

Leichtigkeit. Sie macht uns nicht nur innerlich stark, sondern auch äußerlich schön. Denn nichts ist attraktiver als ein Mensch, der sich selbst vertraut.

Darum lautet meine Bitte: Fangen Sie bei sich selbst an. Seien Sie milde mit Ihren Fehlern, geduldig mit Ihren Schwächen, freundlich zu Ihrem Körper. Er trägt Sie, er schützt Sie, er liebt Sie auf seine stille Weise – auch dann, wenn Sie ihn ablehnen. Geben Sie ihm zurück, was er Ihnen schenkt: Verständnis.

Und gehen Sie weiter. Sagen Sie auch den Menschen um sich herum, dass sie liebenswert sind. Nicht erst, wenn sie sich verändert haben, sondern jetzt. Nicht wenn sie etwas leisten, sondern weil sie da sind. Wir alle brauchen diese Botschaft – und wir alle können sie weitergeben.

Denn am Ende sind wir nichts weniger als göttliche Wesen – Menschen genannt. Und genau darin liegt das Wunder der »Winter-Diät«: Sie bringt uns zurück. Zu uns selbst.

Ihr Andreas Winter

Nachwort

Und wenn Sie demnächst von jemandem aus Ihrem Umfeld angesprochen werden mit den Worten: »Mensch, du siehst aber gut aus! Hast du abgenommen? Was hast du gemacht?«, fangen Sie gar nicht erst an zu erklären, was Sie hier gelesen und erfahren haben. Das versteht ohnehin niemand, der diesen Weg nicht selbst gegangen ist.

Sagen Sie einfach: »Nichts. Ich habe *nichts* gemacht. Ganz im Gegenteil: Ich habe mal mit etwas aufgehört.« Dann wird man Sie mit großen Augen anschauen und fragen: »Wie? Was denn? Womit hast du aufgehört?«

Entgegnen Sie mit einem Lächeln: »Ich habe einfach aufgehört, mich zu ärgern.«

Weitere Veröffentlichungen von Andreas Winter

BUCH

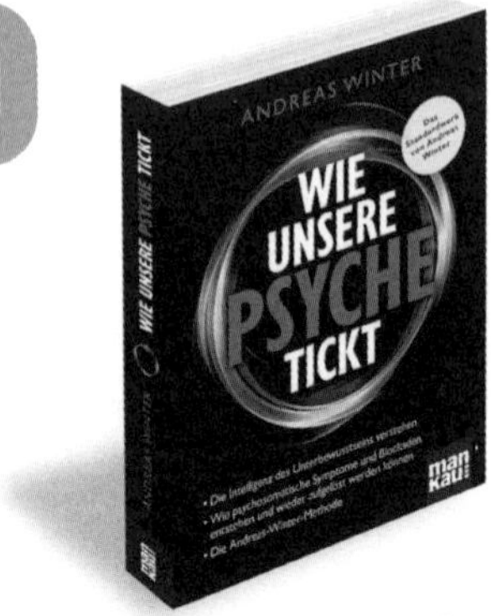

Wie unsere Psyche tickt

Die Intelligenz des Unterbewusstseins verstehen

ISBN 978-3-86374-713-8

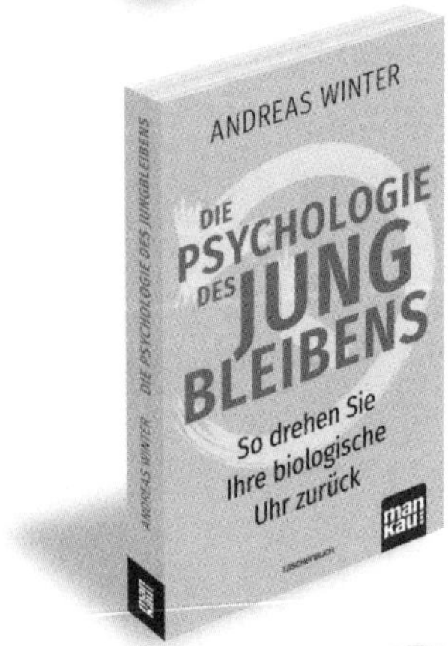

Die Psychologie des Jungbleibens

So drehen Sie Ihre biologische Uhr zurück

ISBN 978-3-86374-620-9

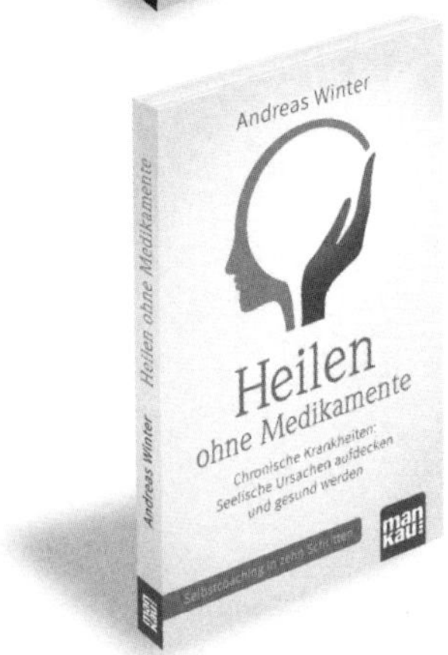

Heilen ohne Medikamente

Chronische Krankheiten: Seelische Ursachen aufdecken und gesund werden. Selbstcoaching in zehn Schritten

ISBN 978-3-86374-190-7

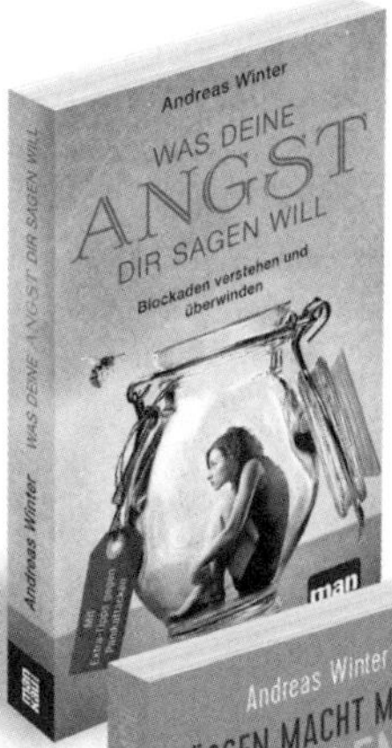

Was deine Angst dir sagen will

Blockaden verstehen und überwinden.

Mit Extra-Tipps gegen Panikattacken

ISBN 978-3-86374-323-9

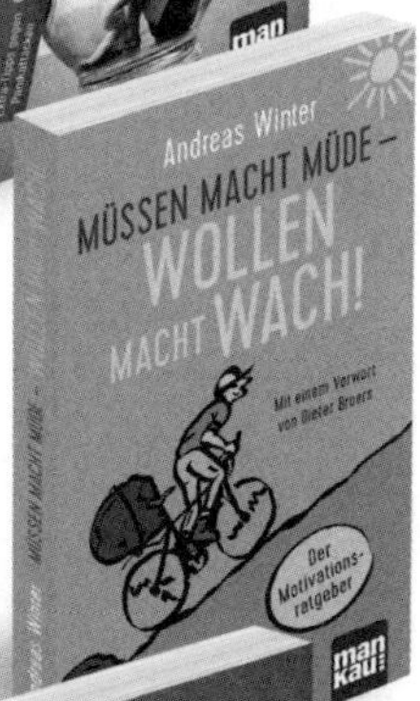

Müssen macht müde – Wollen macht wach!

Der Motivationsratgeber

ISBN 978-3-86374-442-7

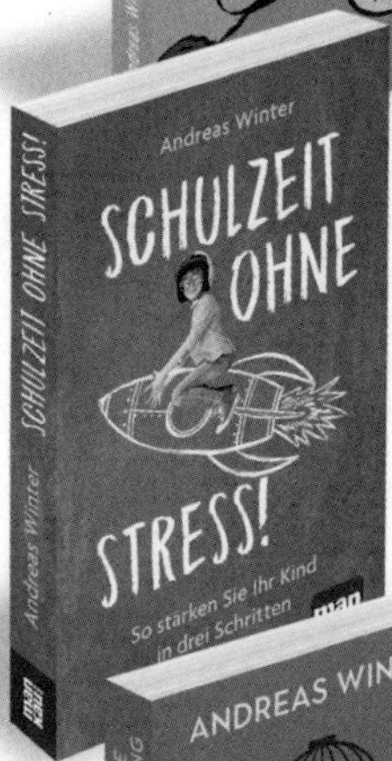

Schulzeit ohne Stress!

So stärken Sie Ihr Kind in drei Schritten

ISBN 978-3-86374-580-6

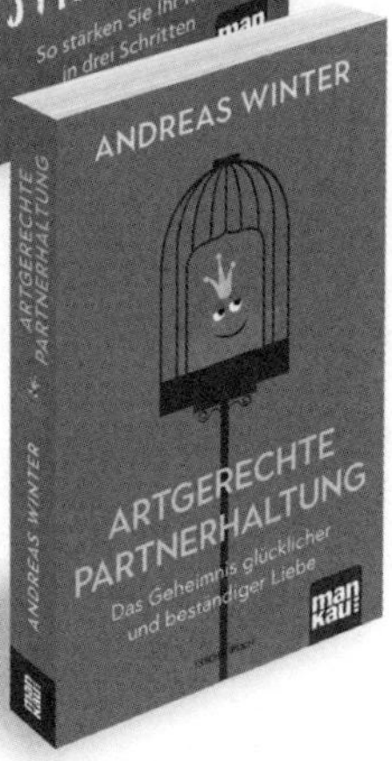

Artgerechte Partnerhaltung

Das Geheimnis glücklicher und beständiger Liebe

ISBN 978-3-86374-508-0

BUCH

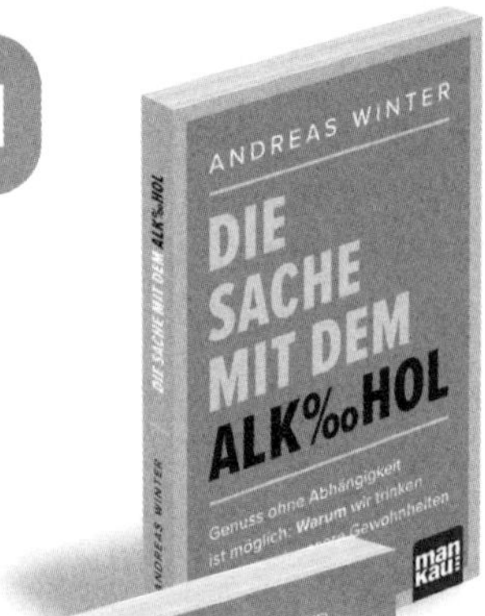

Die Sache mit dem Alkohol

Genuss ohne Abhängigkeit ist möglich: Warum wir trinken und wie wir unsere Gewohnheiten ändern können

ISBN 978-3-86374-676-6

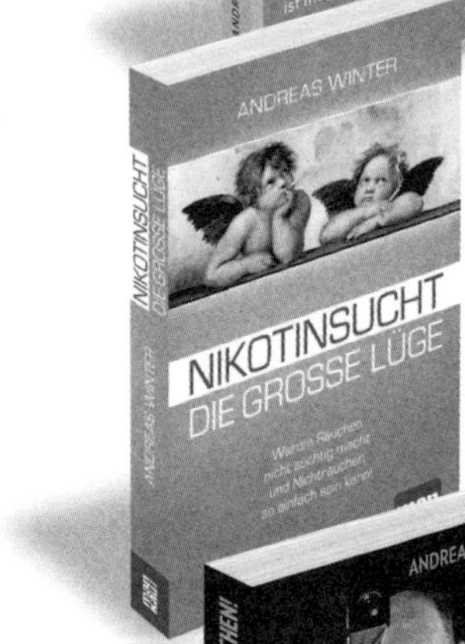

Nikotinsucht – die große Lüge

Warum Rauchen nicht süchtig macht und Nichtrauchen so einfach sein kann!

ISBN 978-3-86374-080-1

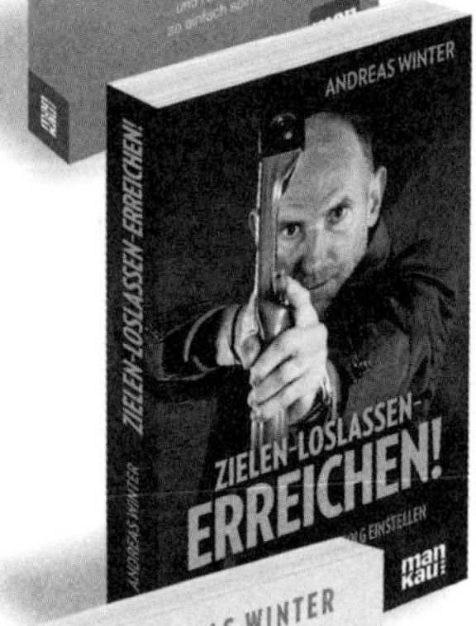

Zielen – loslassen – erreichen!

Wie Sie Ihr Gehirn auf Erfolg einstellen

ISBN 978-3-86374-518-9

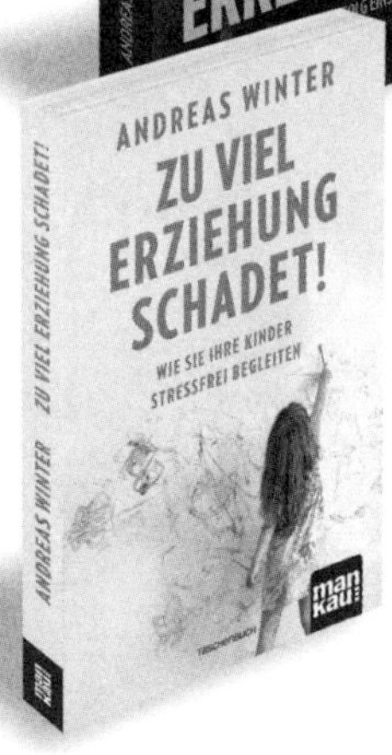

Zu viel Erziehung schadet!

Wie Sie Ihre Kinder stressfrei begleiten

ISBN 978-3-86374-489-2

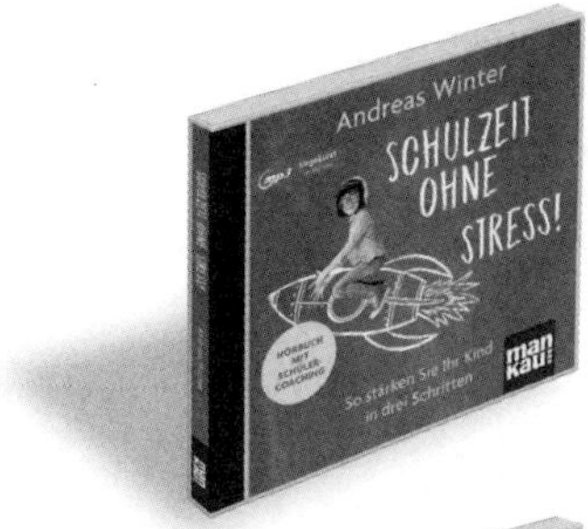

Schulzeit ohne Stress!

So stärken Sie Ihr Kind in drei Schritten. Hörbuch mit Schülercoaching

1 MP3-CD, Laufzeit ca. 332 Min.
ISBN 978-3-86374-579-0

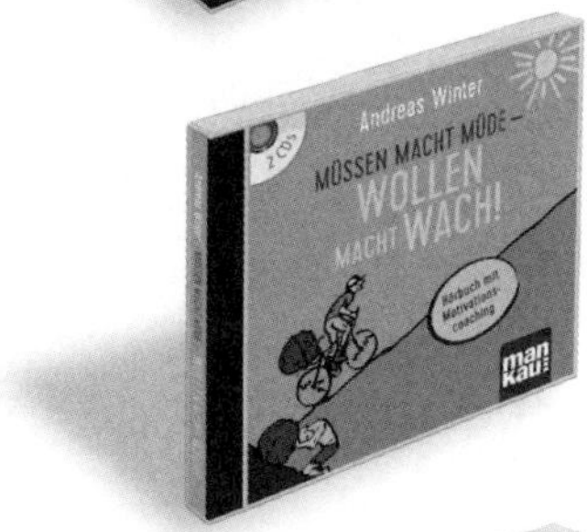

Müssen macht müde – Wollen macht wach!

Hörbuch mit Motivationscoaching

2 Audio-CDs, Laufzeit ca. 153 Min.
ISBN 978-3-86374-445-8

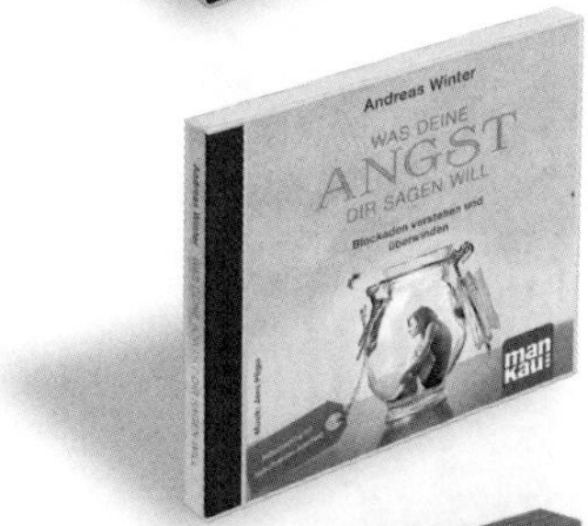

Was deine Angst dir sagen will

Blockaden verstehen und überwinden. Hörbuch. Audio-Coaching mit Selbsthypnose-Anleitung

1 Audio-CD, Laufzeit ca. 70 Min.
ISBN 978-3-86374-332-1

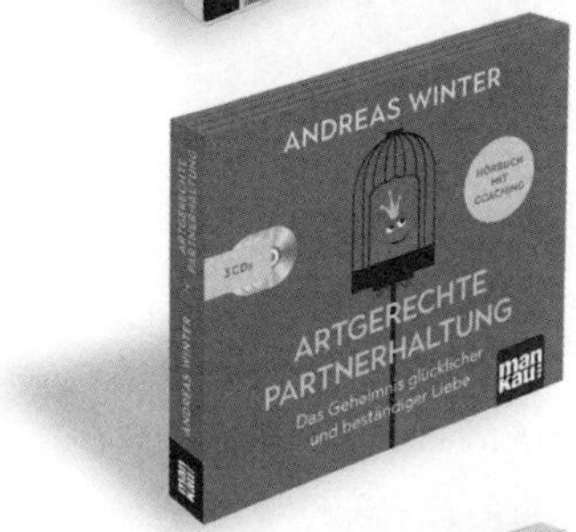

Artgerechte Partnerhaltung

Das Geheimnis glücklicher und beständiger Liebe. Hörbuch mit Coaching

3 Audio-CDs, Laufzeit ca. 231 Min.
ISBN 978-3-86374-511-0

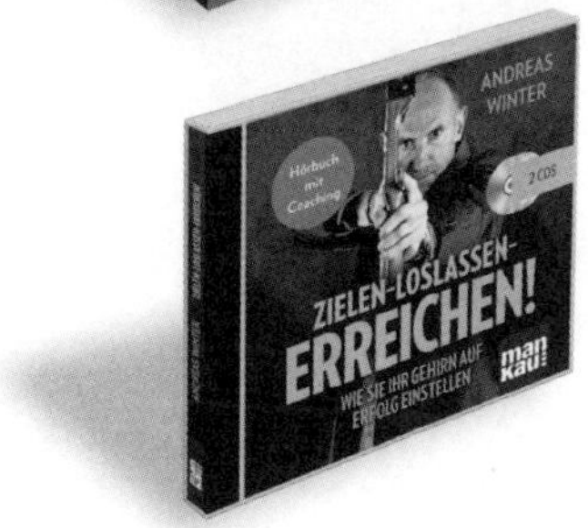

Zielen – loslassen – erreichen!

Wie Sie Ihr Gehirn auf Erfolg einstellen. Hörbuch mit Coaching

2 Audio-CDs, Laufzeit ca. 153 Min.
ISBN 978-3-86374-521-9

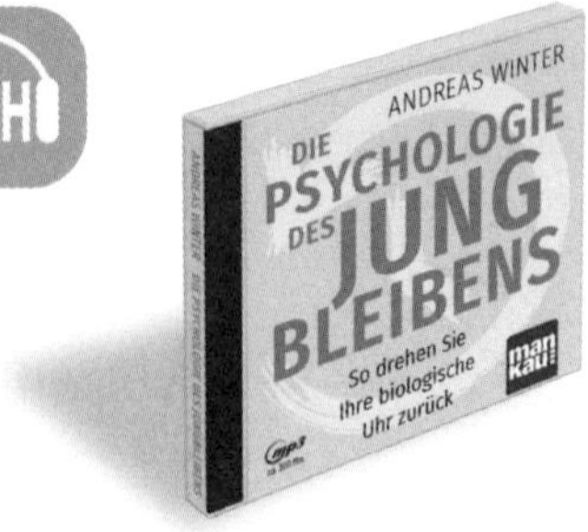

Die Psychologie des Jungbleibens

So drehen Sie Ihre biologische Uhr zurück. Hörbuch mit Audio-Coaching

1 MP3-CD, Laufzeit ca. 342 Min.
ISBN 978-3-86374-648-3

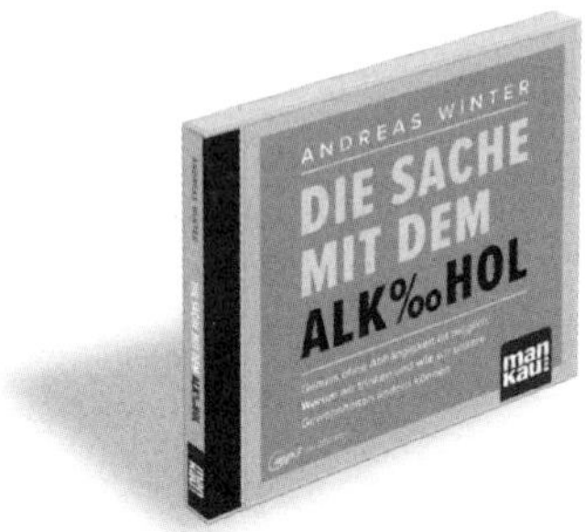

Die Sache mit dem Alkohol

Genuss ohne Abhängigkeit ist möglich: Warum wir trinken und wie wir unsere Gewohnheiten ändern können Hörbuch mit Audio-Coaching

1 MP3-CD, Laufzeit ca. 323 Min.
ISBN 978-3-86374-679-7

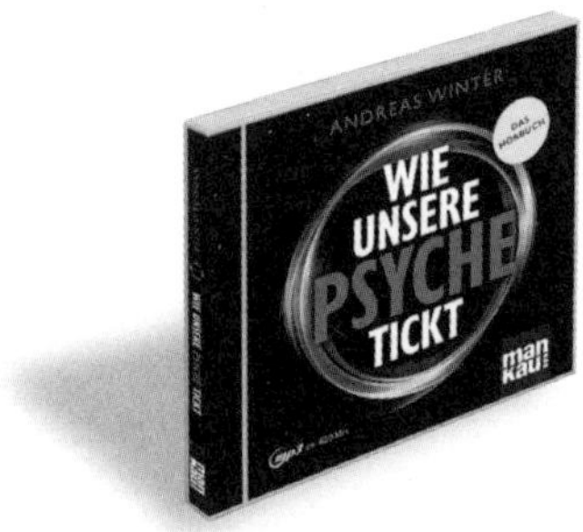

Wie unsere Psyche tickt

Das Hörbuch. Die Intelligenz des Unterbewusstseins verstehen

1 MP3-CD, Laufzeit ca. 517 Min.
ISBN 978-3-86374-716-9

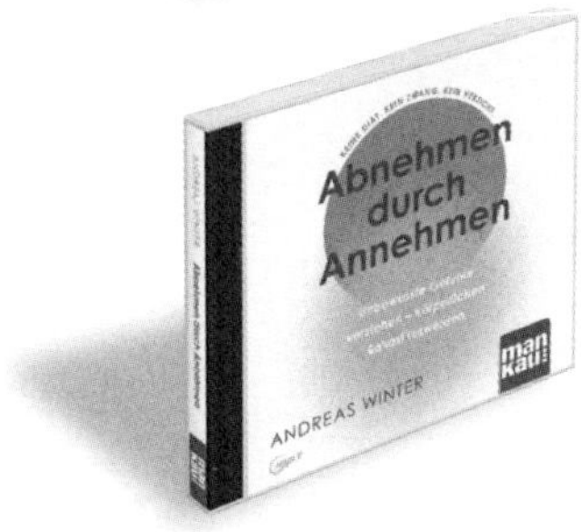

Abnehmen durch Annehmen

Unbewusste Gefühle verstehen – körperlichen Ballast loswerden

1 MP3-CD, Laufzeit ca. 300 Min.
ISBN 978-3-86374-797-8

Alle Hörbücher sind auch als Download erhältlich!

Unsere Buchtipps!

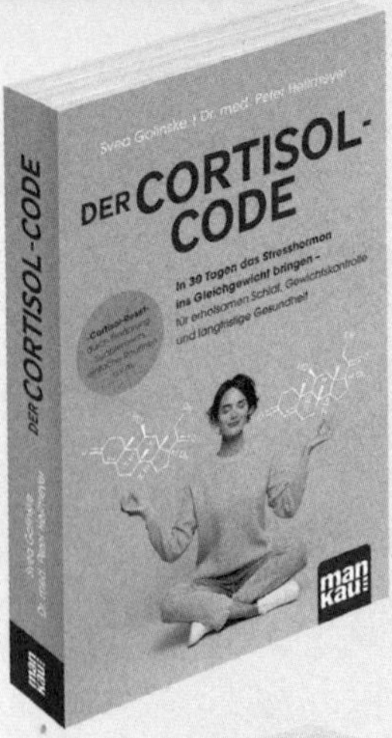

Svea Golinske, Dr. med. Peter Heilmeyer

Der Cortisol-Code

In 30 Tagen das Stresshormon ins Gleichgewicht bringen – für erholsamen Schlaf, Gewichtskontrolle und langfristige Gesundheit

18,00 € (D) | 18,50 € (A)
ISBN 978-3-86374-781-7 · 254 Seiten

Die Autoren beleuchten wissenschaftsbasiert und laienverständlich die zentrale Rolle des Stresshormons Cortisol bei verschiedenen Gesundheitsproblemen. Inklusive »30-Tage-Cortisol-Reset«-Programm, um die Empfehlungen direkt umzusetzen und für Cortisol-Balance zu sorgen!

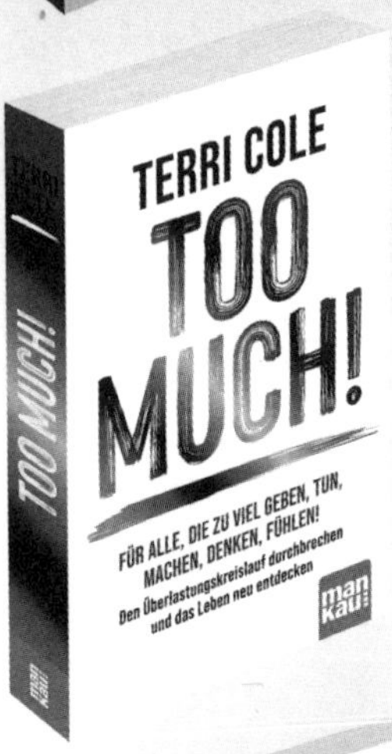

Terri Cole

Too Much!

Für alle, die zu viel geben, tun, machen, denken, fühlen! Den Überlastungskreislauf durchbrechen und das Leben neu entdecken

22,00 € (D) | 22,70 € (A)
ISBN 978-3-86374-767-1 · 270 Seiten

»(…) Praktische Reflexionsübungen, hilfreiche Beispiele und klärende Impulse machen das Buch zu einer wertvollen Ressource für alle Frauen, die nicht länger im Funktionsmodus gefangen sein wollen, sondern authentisch leben möchten.«
moment by moment

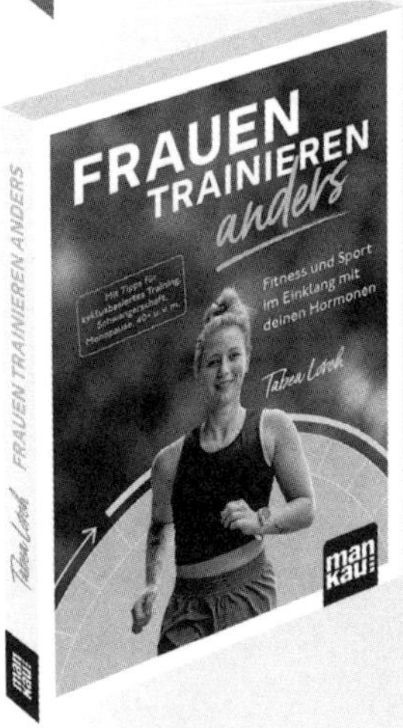

Tabea Lorch

Frauen trainieren anders

- Fitness und Sport im Einklang mit deinen Hormonen
- Mit Tipps für zyklusbasiertes Training, Schwangerschaft, Menopause, 40+ u.v.m.
- Inklusive 3 Erklär-Videos und 2 Audio-Laufmeditationen

20,00 € (D) | 20,60 € (A)
ISBN 978-3-86374-751-0 · 191 Seiten

»Das Buch ›Frauen trainieren anders‹ zeigt, wie Trainingspläne gezielt auf die weibliche Physiologie abgestimmt werden können – für mehr Effektivität, Gesundheit und langfristige Erfolge.«
Mannheimer Morgen

Unsere Bücher erhalten Sie in Ihrer Buchhandlung!
Besuchen Sie auch unsere Internetseite mit Leseproben, Autorenvideos, Newsletter, Bestellmöglichkeit und mehr: **www.mankau-verlag.de**